JN279761

看護師の臨床の『知』

看護職生涯発達学の視点から

佐藤紀子
東京慈恵会医科大学大学院医学研究科看護学専攻長・教授

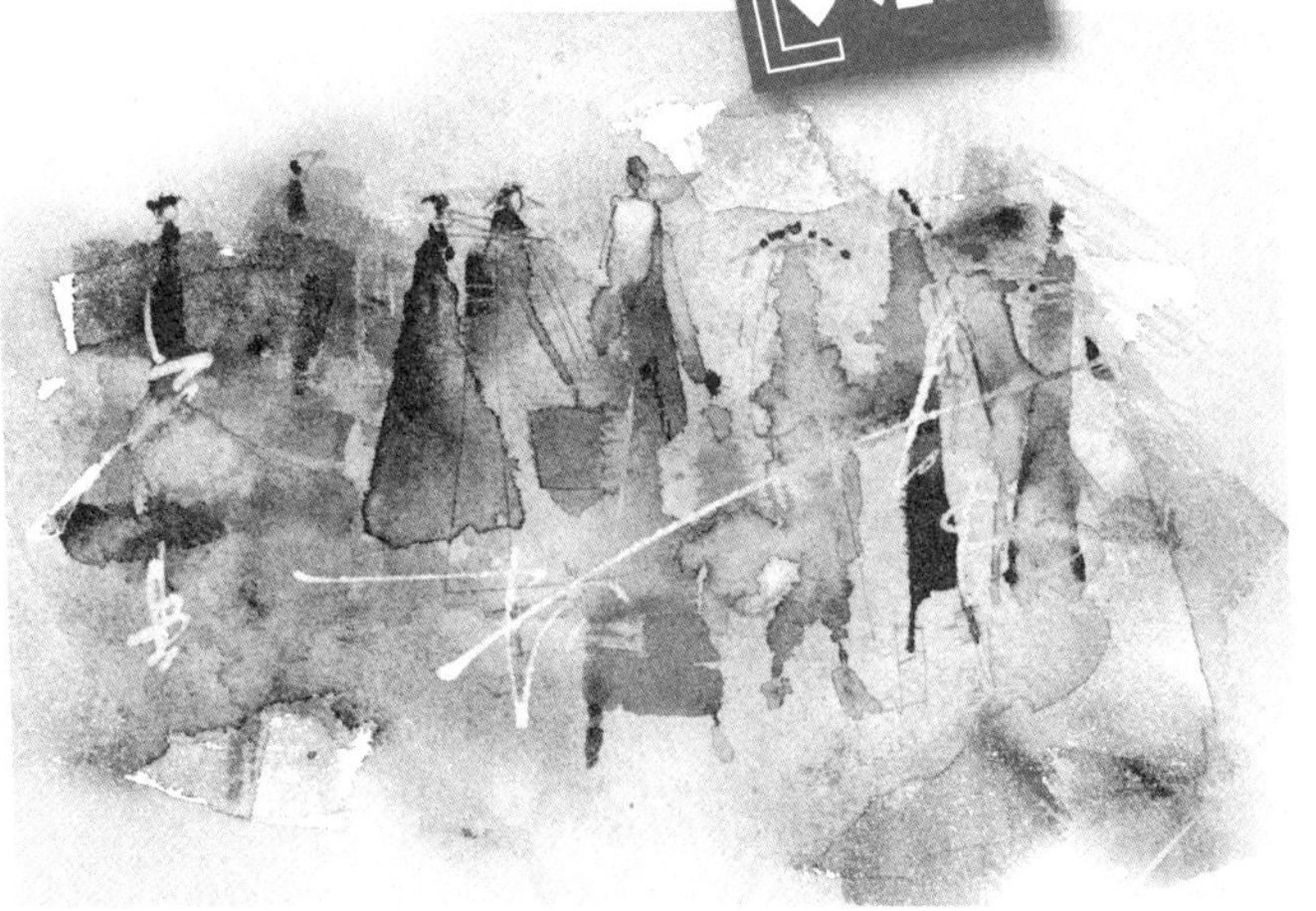

医学書院

看護師の臨床の『知』
——看護職生涯発達学の視点から
発　行　2007年 9月 15日　第1版第1刷©
　　　　2024年 3月 15日　第1版第11刷
著　者　佐藤紀子《さとうのりこ》
発行者　株式会社　医学書院
　　　　代表取締役　金原　俊
　　　　〒113-8719　東京都文京区本郷 1-28-23
　　　　電話　03-3817-5600(社内案内)
印刷・製本　山口北州印刷
本書の複製権・翻訳権・上映権・譲渡権・貸与権・公衆送信権(送信可能化権を含む)は株式会社医学書院が保有します.
ISBN978-4-260-00562-3
本書を無断で複製する行為(複写，スキャン，デジタルデータ化など)は，「私的使用のための複製」など著作権法上の限られた例外を除き禁じられています．大学，病院，診療所，企業などにおいて，業務上使用する目的(診療，研究活動を含む)で上記の行為を行うことは，その使用範囲が内部的であっても，私的使用には該当せず，違法です．また私的使用に該当する場合であっても，代行業者等の第三者に依頼して上記の行為を行うことは違法となります．

JCOPY 〈出版者著作権管理機構 委託出版物〉
本書の無断複製は著作権法上での例外を除き禁じられています．複製される場合は，そのつど事前に，出版者著作権管理機構(電話 03-5244-5088，FAX 03-5244-5089，info@jcopy.or.jp)の許諾を得てください．

もくじ

第1章 エキスパートナースの肖像

第2章　看護師の臨床の『知』とその獲得過程

第3章 『知』の文献検討

表紙・本文デザイン：菅谷貫太郎　表紙・絵：加藤由美子

第1章

エキスパートナースの肖像

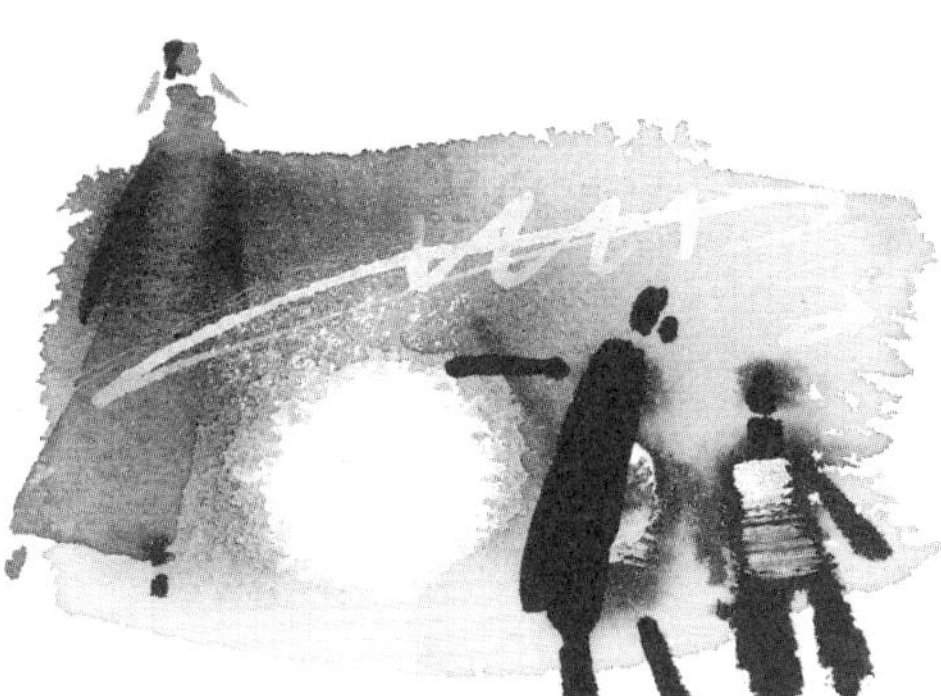

臨床の『知』を育んできた看護師たち

私の研究テーマ

看護師が臨床で経験を積むことの意味を考え続けて、二十年の歳月を過ごしてきた。当初は、一年目の看護師と十年目、そして二十年目の看護師ではその実践の何が違うのか、言葉にできないもどかしさがあった。二十年前、臨床で主任看護師として仕事をしていた私は、看護師たちが暗黙の了解のうちに「A看護師は、今日は大部屋と重症一人をもっても大丈夫」「B看護師は、大部屋と個室を二つ担当できるよね」という朝の打ち合わせの会話を聞いて、「本当にそのとおりだ」と納得していた。

しかし、翻って何を根拠にそのような会話が成り立っているのかと考えると、そこには明確な解答はなかった。思えば、私はその疑問に答えを出そうと、看護学の研究者として今日まで仕事をしてきたのだと思う。

暗中模索の状態で最初に取り組んだ研究は、「看護師の『臨床判断の構成要素と段階』と、院内教育への提言[1]」という論文として発表した。

このときの研究方法は、看護師に「最近、あなたが看護をしていて印象に残った場面を取り上げ、その状況を書いてください。次に、その場面であなたが考えたり決断したこと（すなわち、あなたの判断したこと）をなるべく詳しく書いてください」という質問に答えてもらう形で、事例の記述を依頼し、データを収集した。

分析の際は、ベナーの『ベナー看護論[2]』の理論を参考にしたが、独自の結果として、看護師が臨床で判断する際には「知識」「状況の把握」「行為」「行為の結果」「満足感」という五つの構成要素があること、またそれぞれの構成要素の差異を表わす三つの段階があることが示された。そしてその三つの段階は、ベナーの「新人（Advanced Beginner）」「一人前（Competent）」「熟達者（Proficient）」（注：ベナー看護論では中堅と訳されているが、私は熟達者と理解している）と共通する特徴を示していた。しかし、ベナーのいうエキスパート（達人：Expert）である看護師はその結果からは特定できず、当時は日本にはエキスパートはいないのかと本気で考えたこともあった。

ナラティブ・アプローチ

その後、同じような方法でデータを蓄積していたが、エキスパートの発掘は困難であった。そのような状況が長く続いていたが、あるとき、一人の看護師の記述に驚かされた。そこには今までとは異なる卓越した実践が読みとれた。私は純粋に「この人の看護を知りたい」と切望し、その人を病棟に訪ねた(詳細は一〇二ページ)。

そこで、改めて記述された内容をご本人と同僚の看護師たちに確認し、その場の状況が言葉によって語られることで、より詳細に、より論理的に看護師が行っていることが描き出されることを知った。つまり、ポラニー[3・4]が述べるように、経験を積んだ看護師が知っていることは個人的な知識として非常に豊富な内容を包含しており、そのなかの一部が言語として語られることが可能であること。そして、語られることの一部が記述可能であるということに気づかされたのである。

このことから私の研究は、記述されたものを端緒に詳細に具体的に語ってもらうことを通して、私がその場の状況をより詳細に具体的に知り、その語られた内容のなかから、看護師の臨床の知を探求する方法へと変化した。この頃から、看護師の書く事例にはストーリー性があり、行った看護がストーリーとして記述され語られることで、より実践が論理的に描き出されることにも気づいた。そこには、看護の結果として到達した患者や家族の変化の過程が描き出され、結末があってそのエピソードが書かれるという、途中経過では見えない事実が浮かび上がるのである。

そこで、見方を変えるとこの方法は野口裕二[5]のいう「ナラティブ・アプローチ」であることにも気づいた。さらに、そのような経験を積み重ねていくことで、ナラティブとして記述された事例から読みとれる内容も豊かになり、現在では記述された内容から知を探求することも継続して行っている。

このように、私が長年にわたりこの研究を継続することができた原動力は、認定看護管理者研修、リーダーシップ研修、院内研修などを通して出会った、日本各地の看護師の方たちに多くの事例を書いてもらったこと、その事例を読み、他の事例と比較するという作業を続けてきたことで、卓越した看護師の臨床の知を知ることができたからであると考えている。

看護職生涯発達学と今後の展望

二十代の後半を看護学校の教員として過ごし、その後三十代は臨床で主任看護師・師長として経験を積んだ私は、四十代に再び教育の場で仕事を始めた。基礎教育に携わって今年で十四年が経過したことになる。二十代の頃から十年を経て再び基礎教育の場に参加したことになるが、この間、基礎教育をとりまく状況は以前とまったく異なっていた。私自身の関心も経験を経て基礎教育から看護職の生涯を通した発達へ少しずつ変化していった、いわば点から線が見えてきた歳月であった。

基礎教育の場で仕事を始めた頃、特に臨床実習指導の場面では、臨床の看護師の抱えている仕事の状況と、学生たちの戸惑いやつまづきの状況の双方が見え、学生の指導に関わってくれる一人ひとりの看護管理者や看護師たちから多くを学んだ。私にとって話しやすく相談に乗ってくれるのは新人看護師たちであり、彼女たちが私にさまざまなことを伝えてくれたし、大学病院の臨床に慣れ仕事ができるようになっていく過程を現実の姿として見せてくれた。また、業務のなかで感情の抑制ができないまま学生に関わる看護師や、困っている学生に寄り添うことのできる看護師など多くの看護師たちに接してきた。卒業生たちからはさまざまな相談があった。病棟の師長や主任たちとは実習指導のこと、看護師育成のこと、院内教育のこと、業務の進め方など折に触れ話す機会があった。そのような看護師たちとの関係性も学生の実習を通して形成された。

私は現在、所属する大学院において「看護職生涯発達学」という領域を立ち上げ、研究・

教育活動を行っているが、この「看護職生涯発達学」は、私流に解説すると看護管理学の分家のような領域で、私は「基礎教育を含めて看護師が生涯にわたり発達し続けることを支援する学問」と位置づけている。つまり、看護管理学のなかで「人材育成／キャリア形成支援」に特化した領域と考えられると思う。

看護職生涯発達学への関心は、さまざまな問題とからまって高まりつつある。大学病院である実習病院の看護師の離職の多さ、多くの看護師の抱える葛藤、そして「看護師の臨床の知」がなかなか言語化できない、などである。特に、私が懸念したのは、三年ないし四年間看護学を学び、将来への夢を描いて就職した学生たちが、複雑な人間関係や責任の重さ、看護の職場のなかで培われている独特な文化のなかで適応できずに心を病んで辞めていくことであった。

もちろん、自分に合わない職場選択をした場合もあり、次の職場に居場所を得ていく看護師も多い。しかし、一年を経過せずに辞めていく看護師が全国で九パーセントを超えている現状は、「なんとかしなくては」という危機感をもって私に迫ってきた。新人看護師を支える先輩看護師の疲弊感、看護管理者たちの抱える複雑な課題も深刻であり、全国で起きている看護師不足はこれからも続いていくと考えられ、手をこまねいていることもできないと考えていた。

現在私が考えているのは、看護師たちが何をよりどころに仕事をし続けているのかを言葉にすることの意味と価値である。私はこれまで行ってきた研究から、個々の看護師の心に残っている患者や心に残る場面に、その看護師の看護を支える核につながる経験が存在することを確信している。ところが、残念なことに多くの看護師は自分の体験を語らないし、語る術ももたない。重要なのは書くにしろ語るにしろ、熱心に読む人、熱心に聴く人が必要だということである。私は看護師が職場の同僚たちと実践を語り聴く機会を積極的に作っていくことが、看護師を支える仕組みのなかにどうしても必要だと考えている。

看護師が成長し続けるためには、個々の看護師が自らの実践の意味を確認し、患者やその家族との関わりのなかで自分の存在の意味を知り、仕事を続けるエネルギーを獲得できることが重要なのである。

そこで、まずは、私の看護師魂を揺さぶり、さまざまな場所でさまざまな役割を担いつつ、臨床の知を育んできた日本各地の看護師が記述した事例を読んでほしい。その多くが二十年程度の経験を積んだ看護師たちであった。事例を紹介した後に、私がどう読みとったのかを記述した。

エキスパートナースたちのナラティブ・1

人の尊厳を守る看護とは

公立羽咋病院　門口紀子

事例1

不穏状態のＡさん

Ａさん（八十二歳・女性）は、自宅で倒れていたところを偶然訪問した妹に発見され、救急車で搬送された。意識障害があり、脳血管性病変の疑いで緊急入院となる。精査の結果、脳に異常所見はみられず、せん妄状態と診断された。精神症状の増悪因子に白内障による視力障害が関与している可能性があり、手術目的で、内科から私の勤務する眼科病棟に転科となった。孫と二人暮しであったが、孫はほとんど不在のため、一人で生活をしていた。近くに住む妹がときどき訪問し、身の回りの世話をしていた。

内科病棟からの申し送りでは、入院時から二十四時間持続点滴が施行されており、意識が回復し食事が開始になってもまったく摂取しようとはせず、食事や内服薬を介助しようとすると、口のなかに入れたものを吐き出したり投げつけたりする状態であった。「お茶には毒が入っている」と水分摂取も拒否し続けていた。点滴は自己抜去をくり返し、対処困難な患者であることがその内容であった。また、「精神的な疾患があり不穏状態が続いているので、手術は局所麻酔では非常に危険、全身麻酔が安全でしょう」と、内科の主治医から眼科医に説明があったが、この言葉は私の心に重く響いて聞こえた。転科時の視力は、ぼんやりと見える程度で、明暗の区別はつくが顔はわからないようで、白内障による視力障害が著しく進行している状態であった。

■コーヒー一杯がAさんを変えた

転科後、「私は本当は手術なんかしたくない。手術して今までと違う見え方になったら困る！」と言いながら、留置していた点滴の針を、止める私の手を振り払い抜去し、シーツや寝衣は血液で汚染された。すぐに、シーツ、寝衣を交換し、点滴を再び始めようとしたが、医療処置やケアに対して反発的な言葉や攻撃的な行動がみられたため、一時中止することにした。そして、少し表情が落ち着いたところで点滴を拒否する理由を問うと、「縄にしばられた象みたいだからイヤ！」と話し始めた。「以前、縄でしばられた象を見たことがあり、とてもかわいそうだったことを思い出し、それは今の自分と重なるところがあり、どうしても点滴を受け入れることができない」と、精一杯自分の考えを表現する内容であった。

私はこの言葉を聴き、何とかして点滴を減量させる必要があると考え、お茶や食事を摂取するよう勧めるが、「このお茶には毒が入っている」と言って口に入れようとしない。どうしても経口的に水分を摂取してほしかったため、何かAさんにとってよい方法がないものかと会話をしていくうちに、「コーヒーが好きで一日に二～三回は飲んでいた」という話を聴くことができた。すぐに看護室にもどり、コーヒーをいれてベッドサイドまで持っていくと、こぼれるような笑顔に変わった。そして、「おいしい、コーヒーを飲んだのは何日ぶりだろう」と言って、カップ一杯全部喜んで飲んでくれた。私も目の前がパッと明るくなり、いつの間にかAさんと同じ笑顔になっていた。それから午前、午後と一回ずつコーヒーをいれること

門口紀予さんのプロフィール

秋田県出身。両親、妹と弟、祖父母に囲まれ、にぎやかで楽しい家庭で育つ。約二十年前に、秋田大学医学部附属高等看護学校を卒業。卒業後、秋田大学医学部附属病院泌尿器科・放射線科病棟に二年間勤務。この間、生涯のモデルとなる看護師との出会いがあった。

その後、結婚を機に石川県志賀町に住み、公立羽咋病院に勤務。透析室に五年間、手術室に六年間、内科・眼科病棟に五年間、脳外科・整形外科病棟に三年間勤務し、現在は外科・泌尿器科病棟の主任看護師。

家庭には夫、長男、長女と愛犬がいる。

を約束すると、それまでの反抗的で猜疑心に満ちた表情が一変し、いきいきとした明るい表情になった。

また、お粥の摂取量を増やすためにどのような工夫が必要か話を聴いてみると、「梅干が大好きで、できることならお粥にのせて食べたい」と話すため、減塩食の指示があったが主治医に相談し、減塩用の梅干を売店から購入し、食事のときに一つずつお粥にのせて食べられるようにした。翌日からできるだけ経口的に水分と食事を摂取してもらえるように努力することを説明し、点滴はすべて中止してもらうよう主治医に依頼した。

水分と食事量は毎日少しずつではあるが確実に増え、不穏はなくなり、私との信頼関係も良好となり、自ら過去の話もしてくれるようになった。夫を早くに亡くし苦労したこと、子どもが都会へ行ってしまったこと、若くしてがんで亡くした子どもが一人いることなど、それは孤独でさみしい人生を過ごしてきたことを語る内容であった。そのうえ視力も徐々に低下し、さらに閉ざされた生活になっていたところで突然倒れ、気がついたときには病院に運ばれ点滴をされていた現状が理解できた。

Aさんの述懐

チームのスタッフには、不穏で面倒な患者というイメージを与えたくなかったため、Aさんのさみしい心を理解できるような接し方と、大好きなコーヒーをいれることが必ず継続できるようカンファレンスを行い徹底した。

その結果、局所麻酔では危険であるといわれていた両眼の手術を不穏症状もなく、無事に終えることができた。視野が明るくなり看護師の顔がわかるようになると、日々の会話もさらにはずむようになり、冗談まで言ってくれるようになった。時計の針や細かいところまで見えるようになったことがよほどうれしかったのか、見えるものを一つひとつ説明してくれたり、「トイレまで歩いて行ってみようかねー」と、それまで使用していたポータブルトイレをやめて自らトイレ排泄を試みたり、ポットからお湯をカップに注ぎ大好きなコーヒーを自分で作れるようになったりと、ＡＤＬは拡大されていった。

「こんなに楽に手術ができるんだったら、早くすればよかった」と退院間近に話してくれたとき、転科してきたときには想像もつかないほど柔和な表情をしていた。そして、過去をふり返り、静かにこう話してくれた。「私、どの先生かわからないけど、前に物を投げてひどいことをしたかもしれない。今、思うと大変申し訳ないことをしたと思う。先生に謝っておいてほしい」。それから間もなくして自宅に退院された。

不穏状態にある患者さんを理解するうえで、その行動が何を意味するものなのかを把握することは、決して容易なことではない。しかし、正面から向き合い、真剣に取り組む姿勢は少なからず解決の糸口を見つけ出すことにつながるのではないかと考える。思いを寄せることや耳を傾けることによって、閉ざされた患者さんの心は動き、自ら心を開いて信頼関係を築いてくれることをこの事例から学ぶことができた。先入観で偏った見方をするのではなく、真のその人の姿を知ろうとすることが大事である。そして、知り得た情報をいち早くカンファレンスで提供し、チーム内で考え方を統一したこと、チームで同じようにアプローチできるよう計画を立案できたことが、よい方向に導く結果になったのではないかと考える。

事例を読んで

最初に紹介したのは、公立羽咋病院の門口紀子さんのナラティブである。門口さんのナラティブの全体を通して浮かび上がってくるテーマは、「高齢のAさんの尊厳を守る看護」である。私がそのなかから卓越した実践として読みとったのは次のことである。

Aさんの尊厳を守る

門口さんの実践をナラティブのなかから読みとるとき、一貫してそこにあるのはAさんを大切な一人の人として尊重する態度である。ナラティブを最後まで読むとAさんの人となりが理解でき、私は自分がAさんだったら、あるいは私の母がAさんだったらと置き換えることができ、他人としてではなく我がこととしてAさんの気持ちを共感できるような気がした。

八十二歳のAさんは一人暮らしを送るなかで徐々に目が見えなくなり、外に出ることや買い物もままならなかっただろう。夏であれば暑さで、冬であれば暖房による乾燥で脱水になっていたのかもしれない。そして、栄養も摂れないまま倒れ、妹によって病院に搬送された。食事が摂れなくなり妹さんが来るまでの時間は、目がだんだん見えなくなるなかでどれだけ孤独で不安だっただろうか。そして気がつくと、腕には点滴のための針が挿入され、点滴の管があり、目の見えないAさんにとっては、病院という見知らぬ環境にいることもあってさらに不安が募り、自分の置かれている状況に恐怖を覚えただろう。そして、Aさんは医師や看護師に暴言を吐き、食事や薬も口にしなかった。

門口さんは、どのような経過があってAさんが医師や看護師に暴言を吐き、食事を摂ろうとしないのかを、後にAさんの口から聴くまでは知らないまま、Aさんに出会っている。しかし、Aさんを「反抗的で精神的な疾患をもつ人」という情報だけでとらえることはまったくしなかった。一貫して、Aさんを理解しようと努め、人としてていねいに話を聴き、Aさんその人を理解していった。その関わり方そのものがAさんの尊厳を守る行為として具現化されていた。

●表情を読む

門口さんのナラティブには、Aさんの表情に関する記述が四つ出てくる。出会ったときは「反抗的で猜疑心に満ちた表情」だったAさんが、門口さんが持ってきたコーヒーを見ると「こぼれるような笑顔」になり、カップ一杯全部飲んだときはその表情が一変し、「いきいきとした明るい表情」になった。そして、白内障の術後に目が見えるようになると会話がはずむようになり、退院間際になると「転科してきたときには想像もつかないほど柔和な表情」へと変わっている。門口さんはAさんの表情を見ながら、Aさんが心を開き、元のAさんになっていく経過を、喜びをもって確認している。

●絶妙な関わり方

最初の出会いのとき、Aさんは留置していた点滴の針を、門口さんの手が止めるのを振り払って抜去した。そのとき、門口さんはどのような対応をしたのだろう。記述されていないのでわからないが、たぶん静かにシーツ、寝衣を替えたのだと思う。もし看護師が抜去したことを叱責し大きな声をあげていれば、Aさんは反抗的な態度をさらに強化しただろう。門口さんは、Aさんの表情が少し落ち着いてから点滴を拒否する理由をたずねている。ここが絶妙だと思う。このときAさんは「縄にしばられた象」のようだと自分を表現できている。この言葉を妄想と捉えずに、門口さんは「精一杯自分の考えを表現する内容」と述べ、しっかり受け止めている。ここが二人の関係のスタートで、ここからコーヒーを勧める場面へと発展していく。

●Aさんとの気持ちの交流

記述のなかで、門口さんの気持ちが随所に書かれている。内科の主治医から眼科の主治医への引き継ぎの言葉を聞いた門口さんは、「私の心に重く響いて聞こえた」という。また、Aさんが点滴を拒否する気持ちを理解した門口さんは、経口的に水分を摂取できる方法を考える。そのときのことを「どうしても経口的に水分を摂取してほしかった」と、自身の気持ちとして書いている。また、コーヒーを喜んで飲んでくれたときも「私も目の前がパッと明るくなり」、スタッフには「不穏で面倒な患者というイメージを与えたくなかった」と考えている。ナラティブの随所にAさんの変化を喜ぶ気持ちが表現され、Aさんの変化で門口さんが変化していく様子が読みとれる。

●Aさんのナラティブを聴く、そしてAさんを知る

門口さんのAさんとの関わりのなかで見逃せないことは、門口さんがAさんの人生のナ

ラティブ（語り）を聴いていることである。八十二歳の女性が今まで生きてきた歴史を門口さんに話せたことは、自分の人生をふり返り、夫を亡くしたこと、苦労して子育てをしたこと、子どもを失ったことなど悲しい出来事の連続であったにしても、八十二年間生き抜いてきた自分を見つめ直す機会になったのだと思う。そして門口さんという存在があったからこそ、語ることのできた大切な人生の足跡だったと考えられる。門口さんはAさんのナラティブを聴き、その人生に思いを馳せ、双方にとってかけがえのない空間を共有していたといえるだろう。

●チームの力を引き出す

Aさんが点滴をしなくてすむように医師に交渉したこと、食事が食べられるように医師から許可を得て減塩の梅干しを用意したこと、チームの看護師にAさんの人となりを伝えコーヒーをいれて飲んでもらえるようにしたことなど、門口さんの行動がチーム全体に影響し、Aさんへの卓越したケアにつながっている。そのことが局所麻酔で白内障の手術を受けることへとつながった。Aさんの生命のリスクを軽減し、Aさんがセルフケアできるようになって退院できたことは、Aさんのその後の人生にとって大きな自信になっただろう。そして、門口さんがリーダーシップを発揮したことでチームでの関わりができ、この成果を生み出せたと考える。

門口さんは、マザーテレサの「もし私たちが彼らの痛みを取り除ける手助けができたなら、それは素晴らしいことです。しかし、もっと重要なのは、あなたはいつも誰かに愛されていると表現してあげること、そばに寄り添い、優しいまなざしで見つめ、優しい言葉で話しかけ、手を握ってあげること」という言葉に励まされることが多いという。そのことを門口さんからの手紙で知った私は、まさに門口さんがその言葉をＡさんとの時間のなかで具現化しているのだと理解することができた。

エキスパートナースたちのナラティブ・2

リハビリテーション看護とは

国立身体障害者リハビリテーションセンター病院　山中京子

事例2

Bさん(五十三歳・男性)は、大動脈解離で人工血管置換術後に対麻痺(SCI/Th5完全)、直腸・膀胱障害、左難聴となった方で、当院にはリハビリ目的で入院することになりました。また、大動脈解離になる二か月前に甲状腺がんの手術も受け、さらに障害を有する前からの既往としてパニック障害もありました。

Bさんの最初の印象は、几帳面(今までの経過を手帳にこと細かく記録している)、繊細な感情の持ち主(そのときに抱いた感情を涙ながらに話す様子から)、多弁(次から次へと泉が湧き出るがごとく話される様子から)でした。ADLは食事・整容・車椅子駆動は自立。入浴は介助、排便はおむつ使用、排尿は留置カテーテルを挿入している状態でした。

Ｂさんは、「手術後、死んだほうがいいって思いましたよ。でも、○月○日から気持ちを切り替えました」と言われ、Ｂさんの話には神や宇宙といった言葉が何度も出てきました。また、「死から低い確率で生還できたのだから、拾った命をこれからは大切にしようって……」「僕はこうなって、むしろよかったとも思っています」とも言われ、今の自分を肯定的に捉えようとしている必死さやこだわりを感じました。彼がパニック障害で苦しんでいた頃、いろいろな病院を受診したが、精神的なものと簡単に片付けられ、苦しみをわかってもらえなかったことも話していました。

私は、Ｂさんが障害を受ける前の自分と、今ある信じがたい自分をつなごうとしていることや、その混乱を他者(私)に話すことによって整理しているのだと思いました。そして、これからの生活・生き方に対して、途方もなく大きな不安を抱えていることも感じとれました。そのため、〝自分という人間をわかってほしい。そして自分を助けてほしい〟という心の叫びを送ってきているんだと思い、話を聴きながら胸の辺りがキュッと痛くなるのを覚えました。「つらく、苦しかったんですね」と声をかけました。ゆうに一時間、Ｂさんの必死の訴えに黙ってうなずき、涙を流されたときにはティッシュを渡し、時には微笑んだりして耳を傾けました。

私は話を切り替えることもできたはずであり、正直言って、Ｂさんが私に何を伝えたいのかを整理するのに疲れも感じました。しかし、今聴いているＢさんの話は、これから始まる

Bさんとの関係に大きな影響を与える重要な鍵であると判断し、Bさんの思いや考えを十分に受け止めることにしたのです。なぜなら、私は彼の内なる世界(内的な世界)を知る必要を感じていたからです。Bさんの世界を感じ、巻き込まれながらも、彼の言動や行動の意味するところを探っていました。また、私は彼にどんなサポートやケアができるかを考えるために必要な時間であったと、今ふり返って思います。彼にとっても、私という看護師(外的環境の一つ)を知るために必要な時間であったとも思われます。

Bさんとの出会いはこうして始まり、私は少し重荷と不安を感じながらも真剣にBさんと向き合っていこうと覚悟を決めたのです。

その後、彼は新しい環境になかなか慣れず、毎日のように手紙やメモに生い立ちや、疑問点、お願い、そして時には洗濯機の故障に対する怒りなどを書き留め、伝えてきました。私は一つひとつできることとできないことを伝えながら、Bさんが納得するまで話し合いをもちました。時には消灯近くまで意見を交わしたこともありました。そうしているうちに、〝不眠という問題〟が出てきました。彼は見るからに疲労が蓄積していました。そこで、私は主治医と相談のうえ、精神科のコンサルトを受けることを勧めましたが、抵抗を示す言葉が聞かれました。私は睡眠がいかに大切かを説明して、精神科の受診の承諾を得ることができました。Bさんは徐々に落ち着きを取り戻してきました。

日が経つにつれ、Bさんの元気がない原因が何であるか、だいたいわかるようになっていました。「□□を心配しているんでしょう」と私のほうから話すようになっていたり、「△△にすればいいんじゃないかな?」と解決策を先回りして提示することができるようになっていました。Bさんが「どうしてわかったの?」と驚く場面や、冗談を言い合って二人で笑うことも増えてきました。気がつくと、生気を失ったような表情で手紙やメモを私に渡してくるような行動はなくなっていました。

ADLの拡大は、メンタル部分と睡眠状況を見ながら、訓練担当者と話し合いをもち、スローペースで進めていくことにしました。できるだけ訓練を見に行き、どんな小さなことでも誉めて一緒に喜びました。なかなかできないことには、「一緒にやってみましょう」と励ま

山中京子さんのプロフィール

看護師として外科四年、救急外科五年、外来五年、産婦人科三年、そして現在のリハビリテーション病院に勤務し八年が経過した。夫の転勤でさまざまな土地で看護師としての経験を積む。

リハビリテーション看護に関心をもったのは、障害のある新生児との出会いを通して「障害と生きる」とはどのようなことなのか、看護師としてできることがあるのかと考えたのがきっかけであった。リハビリテーション看護に足を踏み入れてからは、そのむずかしさに混乱し、悩んでばかりだった。それは自分のなかに「何か手助けをしてあげる」という傲慢な姿勢があったからだと気づかされ、今は障害のある人の苦しみや不安のときに、そばにいて伴走者としてそのときを共有し、泣いたり、笑ったり、エネルギーを伝えたり、エネルギーをもらったりという相互の関係を実感している毎日。

家族は夫と長女、長男の四人。

し、落胆や諦めの感情に落ちこまないようにしてきました。特に排便方法は、ベッド上、洋式トイレ、ポータブルトイレを体験し、自分でその方法を選択できるようにしました。結果、入院当初に目標としていたADLは自立レベルまで達成することができました。

さて、退院前になると誰もが精神的に不安定になるため、Bさんにも少なからず起こると予想はしていました。Bさんは、主治医との面談のとき「僕は歩きたいんです。歩けないのはわかっているんです。でも立ってみたいんです」と泣きながら訴えました。疾患や血圧の変動による影響について説明を受け、わかりましたと言うものの納得していない様子でした。その様子が気になり彼のところに行くと、食事も摂らず、布団をかぶり泣き崩れていました。そっと見守りながら、いままで立位・歩行に対する強い思いはあっても、この訓練はできないんだと自分に言い聞かせ、その思いに蓋をしていたのか……、退院を前にして、その思いに自分の感情の抑制ができなくなってしまったのだと思いました。彼の「無念さ」や「勇気」、「入院したときには想像もできなかった強さ」を感じました。Bさんの様子を主治医に報告し、彼の思いについて話し合いました。主治医は少し考えた後、血圧チェックをしながら、無理をしない、いきまないという条件のもとに、立位訓練・イージースタンドによる歩行用運動の許可をしました。

私は事前に訓練部へ状況を説明に行き、訓練に同行しました。血圧測定をしながら様子を見ていたとき、「思っていたより大丈夫ですよ」と本当にうれしそうなBさんがそこにいました。その後、元気に車椅子で自宅（新居）へ退院となりました。

この事例を通して、患者さんとの最初の出会いのときがいかに大事であるかを改めて考えさせられました。「人から学び、人を知る」は永遠のテーマです。これからも新たな出会いを大切に日々奮闘していきたいと思います。

事例を読んで

山中京子さんのナラティブを読んでいると、人生の途上で障害を受けるということが一体どのような体験なのか、その一端がわかる。それはとりもなおさず、山中さんがそのことを深く洞察し続けているからであろう。また、リハビリする人（これは、山中さんが所属するリハビリ施設の堀元看護部長の造語）とは、「リハビリテーションを必要とする人」ではなく、障害のある人が生きていることそのものがリハビリなのだという、山中さんの勤務するリハビリ施設の方針のなかにある言葉なのだが、その精神がこのナラティブに如実に表われている。Bさんがどのような苦しみを負っているのか、Bさんから直接教えてもらったような気持ちになるナラティブである。

●伴走者としての距離感をつかむ──聴くことの意味

Bさんは循環器系の術後の合併症で対麻痺、直腸・膀胱障害、難聴をもつことになってしまった。職業や家族背景には触れられていないが、壮年期になって絶望的な体験をしていることがうかがえる。山中さんは八年間リハビリ看護をしているが、いったい何人の「障害と生きる」人を知っているのだろう。この施設で「障害と生きる」人は、先天性の障害の人よりは人生途上で障害を負った人たちが圧倒的に多い。一人ひとりが「障害を乗り越える」「障害を受容する」という言葉では言い尽くせない体験をしている。その人たちから山中さんは多くのことを学び、Bさんとの出会いの場も山中さんのその経験が生きた場であったと想像できる。

山中さんは、入院時のBさんを見て、几帳面で、繊細な感情の持ち主であると瞬時に理解し、今後の関係のためにも今を十分に聴くことが重要と考えて、Bさんの話に耳を傾けている。そしてその場面を、「Bさんが障害を受ける前の自分と、今ある信じがたい自分をつなごうとしていることや、その混乱を他者(私)に話すことによって整理しているのだと思いました」と書いている。人は障害を負った今の自分をわかってほしい、元気なときはこんなではなかったけど、今はこんなに不安で苦しいんだということをわかってほしいと願っている。山中さんはそのことを知っており、Bさんにとってのこの時間を重要な時間と考え、これからの関係の形成をしていることがわかる。聴くことの意味を深く考え、山中さんが生み出した時間であった。

●巻き込まれながらも、予測を確認し続けた実践

Bさんを上記のような人と捉えた山中さんは、真剣に向き合おうと決心し、それからの関わりのなかで自分が感じ取ったBさんの人となりを確認しつつ看護した。疑問や苦情を納得できるまで話し合う過程は忍耐力を要するが、山中さんにとっては予想できたことであったので、当然の成り行きとして受け止め、Bさんの世界に巻き込まれながら関わっていることがわかる。そのなかで、Bさんが疲労していく姿を見抜き、睡眠がとれるように精神科や主治医、訓練担当者との関わりをもちつつ調整している。

読み手の私は、改めて身体機能の回復だけに目を向けるのではなく、日常生活一つひとつに配慮することがリハビリ看護なのだと納得できた。Bさんは自分なりに納得しながら訓練を続け、当初の目標としていたADLの自立レベルを達成した。

●つかみ取ったと思ってもつかみきれない―Bさんから学ぶ

退院前の患者さんたちが不安定になりがちであることを熟知していた山中さんであった

が、Bさんは退院を前に主治医に「歩きたい。死んでもいいから」と訴える。主治医の説明に、いったんは「わかりました」と言うが納得できず、布団をかぶり泣き崩れているBさんは、「立位訓練をしないこと」に対し、山中さんや主治医の予測を超えた大きな悲しみを抱えていた。退院を前に、「蓋」をしていた切実な願いを吐露したBさんを見て、山中さんは主治医に相談し、「立位訓練」の許可を得ている。

入院時からBさんの人となりを理解したつもりで、リハビリするBさんを支援し続けた山中さんにもつかみきれないBさんの、だからこそ重たい切実な願望があった。そして、山中さんはそこからBさんをより深く理解したのであろう。

●願いを叶えるための支援

Bさんが入院中に言えなかった「立位訓練がしたい」という願望をもっていることに気づいたとき、山中さんがとった行動は、できそうもないことを支援することだった。「あきらめさせる」のではない、「願いを叶えようとする」看護だと思う。このことでBさんは願いが叶い、歩くことは叶わなかったが、本当にうれしそうなBさんとして山中さんの前に存在したのである。Bさんにとって、リハビリする過程で最もうれしい時間だったであろう。

また、人にとって車椅子に座って見える世界と、立位で見える世界がまったく異なるということを私もBさんから教えてもらった気がする。

●Bさんのナラティブを聴きBさんを知る—語られなかったこと

このナラティブは、山中さんから見た自分とBさんとのストーリーである。最後の場面に書かれているように、Bさんが本当は「歩きたい」と思っていたことに、山中さんは気づいていなかった。しかし、Bさんが布団をかぶって泣いている姿を見た山中さんは、予測を超えた事態を「そうだったんだ」と受け止め、Bさんの願いを叶えるために動いた。

そして、山中さんはこのナラティブを書いたことで、聴くことの意味を考え、語らなかったBさんの気持ちに近づいている。

以下は、山中さんが私に書いてくれた手紙の内容である。少し長いが、許可を得たので紹介したい。

「私は夫の転勤や子育てなどでいろいろな土地の病院で働いてきました。やっとその土地にも慣れ、これから看護を深めていきたいと思う矢先に、また他の土地に移らなければならない状況となることが多く、正直言って、何か中途半端さを抱いていました。

これからの看護師人生、じっくり腰を据えて看護に向き合いたいと思い、障害を有する人々の看護はまったくの素人という不安を抱えながらも、気合・意気込み、そして変な正義感だけで飛び込んだのです。

足を踏み入れてみたものの、最初は障害のある方々の看護のむずかしさに混乱し、今までの看護の経験はなんだったのかと悩み、空しさを感じ困惑したのを覚えています。たぶん、私のなかに〝何か手助けをしてあげる〟という傲慢な気持ちがあったからだと思います。今は障害のある方々が苦しみや不安を感じているとき、そばにいて伴走者としてそのときを共有し、泣いたり、笑ったり、エネルギーをあげたり、もらったり相互の関係を実感する毎日です。

人間が人間に関わることを基盤に、人間を生物体としてばかりでなく、社会的・心理的側面をもつ生活体として、人間の健康問題を看護の視点から解決していくことにリハビリテーション看護の専門性があるように思います。さらに、何らかの理由で障害を有することになっても、その人のもつ生きる力をその人自身が取り戻していけるように……。

そんな看護をめざしています」

エキスパートナースたちのナラティブ・3

清拭という看護技術のもつ意味

武蔵野赤十字病院
都倉広子

事例3

Cさんは、七十歳台の皮膚がんの男性である。Cさんはいつも穏やかで、訪室すると頭を枕から持ち上げて会釈する姿が印象的だった。妻が毎日付き添い、子どもや孫たちが面会に来ている日もあった。三年前に右手に皮膚がんが生じ、第四・五指の切断術を受ける。その後再発をくり返し、放射線療法を受けていた。一年前に再び外来を受診したときには、右肘、右腋下リンパ節、鼻、肺への転移が認められていた。

一か月前から在宅酸素療法を開始して自宅で療養していたが、呼吸困難のために食事を摂るのもむずかしくなり、入院となった。入院時から、呼吸困難感が強いため床上で過ごしていた。また、酸素マスクの下の鼻は腫瘍のためにひとまわりほど大きくなっており、右上肢は肘と腋下リンパ節の腫瘍によって腫脹し、痛みを伴っていた。呼吸困難感と右上肢の痛みに対して、モルヒネなどによって症状緩和が図られた。

Cさんは入院後の数日間、看護師が清拭を勧めても「女房にやってもらうから」と断ることが続いていた。この日、Cさんは酸素を4L吸入しており、話したり動いたりすると呼吸困難があり、右上肢の痛みに対して明け方に痛み止めを使用していた。日勤で受け持ちであった私は、Cさんの部屋へ行き清拭を提案した。私が声をかけると、Cさんは「女房に着替えさせてもらうから」と言い、妻も「やりますので」と遠慮がちに言った。私は特に二人の言葉を否定せずに、「はい、今、温かいタオルを用意して、お手伝いしますね」と言うと、Cさんと妻は「はい」と返事をした。

私が蒸しタオルを持っていくと、妻は「教えてください」と言って、新しいパジャマを手にベッドサイドに立った。Cさんには呼吸困難感があり、ベッドを四〇度程度にギャッジアップしているため、私は「少しベッドを倒して拭きますか。どうするのが楽ですか」と聞いた。Cさんは「私、動くとすぐ苦しくなるんで」と答えたので、私は左袖をそっと脱がせて左腕を拭きはじめた。「苦しいと、じっとりしてしまいますね」と明るく言うと、Cさんも微笑んだ。

左手を拭き終わると、妻がパジャマを左手に通そうとするので、私は「痛いほうを先に着たほうが着やすいと思うので、向こうからにしましょうか」と声をかけた。そして、Cさんをゆっくり左側臥位になるように促した。左を向いたCさんは少し呼吸が苦しそうであった。

右袖を脱ぐと、腋下に一・五センチメートル程度の腫瘤があり、パジャマに血液が付着していた。妻が背中を拭き、私は腫れている右腕をそっと拭いてから、ガーゼに薬を付けて腋下に巻き、肩のところで結んだ。妻はそれを見て、「あー、いいですねー」とうれしそうに言った。

右袖からパジャマを通してゆっくり身体を上に向け、左手を通してパジャマの前のボタンを留めた後、私はCさんの身体が少し足元のほうに下がっているのに気づいた。「少し身体、上のほうに上げましょう。少しベッドを下げてもいいですか」と聞くとCさんはうなずいた。ベッドを三〇度くらいに下げ、「私たちで上げますから、右手だけをかばっていてください」と言い、他のスタッフの協力を得て、敷いていたバスタオルの両端を持ってCさんの身体を頭のほうに上げた。妻は、「すごーい」と言い、Cさんも「さすがプロだな」と言って笑った。

都倉広子さんのプロフィール

看護師になり十八年目。個室混合病棟、内科病棟、外科病棟、感染症病棟を経験し、現在、外科系混合病棟に勤務している。係長になって二年目である。

看護師をめざしたきっかけは、人の役に立ちたかったから。変化していく患者の状態をつかみ、その変化に自分の動きを合わせるということを大切にしている。医療者は時間的な流れで動きがちであるが、できる限り、患者の状態に合わせてケアを行うようにし、その状況に合わせた判断が患者の思いと一致したとき、手応えを感じるようになってきた。

家族は夫と小学一年の息子の三人暮らし。近所に住む夫の両親の協力もあって仕事が続けられていると思っている。

Cさんは、亡くなる前日には安静時にも呼吸困難感が増強するようになっていた。その日受け持ちになった私が訪室して、「どうですか?」とCさんの顔を覗き込むと、Cさんは「きついね」と苦笑いのような表情をした。妻が「看護師さんが来たら着替えって言ってたのよね」と言い、Cさんも「お願いします」と頭を持ち上げて会釈した。そして、目を閉じて胸に手を当て、苦しそうに息をした。私が、「しゃべると苦しいですね」と言うと、Cさんは目を閉じたままうなずいた。私は「薬を今、使いましょう」と言うと、Cさんは目を開けて左手で浴衣の襟を触り、「やったほうがいいかね」と言う。清拭をしたほうがいいか迷っているようだった。

調子をたずねると、「苦しいねー」と困ったように答えたので、「苦しいですね。でも汗かいてベタベタしてますね。昨日もしていませんし。薬を使って楽になったタイミングで、Cさんのよいときに声をかけてください。いつでもできるようにしていますから」と言って部屋を出た。

すぐに塩酸モルヒネの点滴の準備をし、Cさんに点滴を行った。その一時間後、妻からの知らせがあり、Cさんもうなずいているため、清拭を行うことにした。いつも看護師二人で行うところを三人で行った。

最初の清拭の場面では、入院して一度も清拭ができていなかったので、妻と一緒に行えたらいいなと考えていた。身体を動かすだけで呼吸困難になることはわかっていたため、短時間で、苦痛を最小限にしなければと強く感じていた。今日もやんわりと断られてしまうかなとも考えたが、「お手伝いしますよ」という言葉で「一緒にしましょう」という意味をこめた。清拭中は、Cさんの状態の観察を注意深く行い、さらに会話を通してCさんがどのようなことを感じ、考えているかを観察しようとした。

看護師が行う清拭は苦痛なく行えることを感じてもらいたいと考えていたので、Cさんが「さすがプロだな」と言うのを聞いて、「やった」と心のなかで思った。看護師の援助で苦痛なく清拭ができることをCさんが実感し、徐々に私たち看護師に身を任せるようになっていることを感じ始めた。

次の清拭の場面では、終末期の患者の状態やそこでの思いは日々変化することを念頭において関わりをもった。そのなかで、そのときの状況によって即座に行為を展開させたり、変更したりすることを大切にしようとした。患者のタイミングに合わせ、「苦しみのなかで少しでも気持ちよさを」という清拭を行おうと決めていた。

Cさんは遠慮がちで、苦しいなかでも清拭をしたいと思っているかどうかを捉えることは、とてもむずかしいことだった。Cさんの表情や「目」から読み取ろうとし、Cさんが呼吸困難感をどう感じているかに合わせてモルヒネを調節し、清拭できるタイミングを見計らった。清拭方法も具体的にどのようにするかをあらかじめ看護師三人で考えた。そして、清拭をしながら自分たちの動きをCさんの状態に合わせようとした。

事例を読んで

都倉広子さんの事例を初めて目にしたとき、「清拭」という技術のもつ深さを改めて考えさせられた。二十年ほど前、私が看護師の臨床の「知」について研究を始めた頃に『看護技術論』[6]に書かれた野島良子の論文を読み、大きな感動を覚えたことを思い出した。野島はそのなかで、看護技術は「手順としての技能」「コミュニケーションの技」「看護師としての私が存在する術」という三つから構成されていると述べ、特に三つ目は、前二者と併存し、あるいは前二者に絶えず浸透していく形において在ると述べている。

人生の晩年を皮膚がんという壮絶な病とともに生きたCさんは、その病がもたらした右手第四・五指の切断、右肘・右腋下リンパ節・鼻・肺への転移、そして今回の入院時には鼻がひとまわりも大きくなるという体験をしていた。都倉さんがCさんのこの状況をどのように受け止めたのか、言葉としては書かれていないが、痛みを伴い終末期にあるCさんの苦痛を少しでも取り除きたいという姿勢でケアをしたことが読みとれる。

●清拭を断るCさんを気にかける―ケアリングということ

都倉さんはナラティブの最後のほうに、「（Cさんは）入院して一度も清拭ができていなかったので」と記述している。この言葉は、多くの患者をケアしてきた都倉さんにとって大きな意味をもつのだろう。

Cさんは呼吸困難感が強く、歩くことや話すことでも呼吸困難が増強する状態だった。また、強い痛みのためにこの日も明け方に痛み止めを使っている。Cさんにとって長い夜であったであろう。皮膚は汗や汚れでべたべたになっているだろうことも推測されるが、呼吸困難のあるCさんにとって身体を拭くことは、さらなる呼吸困難を連想させ、疲労感をもたらすものとして捉えられていたのではないだろうか。都倉さんが清拭を提案したとき、Cさんは「女房に着替えさせてもらうから」と答えている。「女房に拭いてもらうから」とは言っていない。つまり、Cさんにとっては汗や汚れで不快な気持ちがあっても「着替える」ことしか考えられない身体状態だったのであろう。

都倉さんは、妻の遠慮がちな「やりますので」という言葉をさらりと聞き流し、「はい、温かいタオルを用意して、お手伝いしますね」と言っている。このやりとりが私には絶妙に思える。Cさん、奥さん、都倉さんの言葉がかみ合っていないのに、その後に続く状況を知ると、都倉さんの「温かいタオルを用意して、お手伝いしますね」、つまり「身体を拭きましょう」ということなのだが、その言葉通りに進んでいくことがわかる。

苦痛のなかで一晩を過ごしたCさんにとって必要なことは着替えではなく、べたべたになり不快感を伴う身体を拭くことだったが、Cさんはそれに思いが至っていないのだろう。続く文章のなかにもあるが、妻の行う清拭や着替えは必ずしも爽快感をもたらすものではなく、痛みを伴うことがあっただろうし、血液の付着にも対処できていなかった。都倉さんの関わりは「相手の関心に配慮する」という、ベナーのケアリング(気づかい)の考え方を(7)具現化するものであった。

●「プロ」といわれた清拭

次に続く清拭の場面は、苦痛に耐えながら都倉さんのやり方に協力しようとするCさんの様子、心配そうに見守り自分のやり方と比較している妻、そして見つめられ失敗が許されない緊迫した状況のなかで清拭する都倉さんを描き出している。

都倉さんの清拭とその前後の言葉かけや行為は看護師には理論通りであり、そのときのCさんの様子や看護師の様子を描き出すことはそうむずかしいものではない。しかし、このような緊迫した状況のなかでCさんの意見を聞き、表情をすべて読みとり、痛みや苦痛を最小限にしながら行う清拭ができるようになるまでに、都倉さんはどれだけの人の清拭をしたのだろうか。しないまま時が過ぎ、後悔したことが何回あったのだろうか。そんなことを私に考えさせた。

Cさんは、苦痛や痛みばかりか顔貌も変化し、自己概念が大きく揺さぶられる体験をしながら、自分の状況を都倉さんに話し、清拭に協力している。私は臨床で高齢の患者さんたちから、Cさんと同様に苦痛のなかにあっても「自分らしい人としての在りよう」を保ち続け、私たち看護師に感謝の言葉を述べ、他者に気遣う姿勢をたくさん教えてもらった。Cさんにもそういう人間の強さ、品格を感じる。Cさんはこの後、身体がずれてしまっているのを、都倉さんや他の看護師が直したとき、「さすがプロだな」と笑ってくれている。妻も「すごーい」と言っている。この瞬間こそが、都倉さんが看護師としての醍醐味を感じたときであったと思う。苦痛に耐えているCさんが笑った、ということが。

●亡くなる前日——都倉さんを待っていたCさん

亡くなる前日、さらに病状が厳しくなっていたCさんは、訪室した都倉さんを待っていたのだろう。「看護師さんが来たら……」という妻の言葉は、前回の都倉さんの行為をすべて「プロの仕事」として評価してくれたからこそ発せられた言葉であった。Cさんの「苦笑い」は、自分の病状が以前より悪くなっていることを自覚しながらも、都倉さんの清拭に対する感謝の表われであり、待っていたことを示すものだったのではないだろうか。このとき都倉さんはすぐに清拭はせずに、塩酸モルヒネを用いて苦痛が軽くなった時点で「Cさんのよいときに声をかけてください。私はいつでもできるようにしていますから」と伝え、一時間後に看護師三人で清拭をしている。前回の清拭の描写とは異なるが、病気が進行しているCさんに対して、都倉さんが細心の注意を払いながら行動していることを読みとることができた。

●いつでも真剣勝負

都倉さんの事例を読み、「真剣勝負」という言葉を思い浮かべた。看護師は自分の経験していない病や苦痛を、その人の気持ちになって想像し、気遣い、思いやりながらケアをする医療職である。「今日やっておけばよかった」ことをやらなかったことで、永遠にできなかったという事実を、痛みを伴いながら経験し、看護師は自分の至らなさを責めながら次の仕事に向かっていく。

都倉さんは十八年の看護師としての経験のなかで、Cさんの変化する状況を理解し、「今は看護師が清拭をしなくては」と考え、決意をもって訪室したのだろう。そして、この清拭でCさんに「看護師もなかなかやるなぁ」と実感してもらいたいと願い、今までの経験やもてる技術の総力を挙げて清拭に取り組んだのだろう。

前述したように、看護技術は「手順としての技能」「コミュニケーションの技」「看護師としての私が存在する術」という三つから構成されており、都倉さんがCさんとの関わりのなかで用いた技術は、「手順としての技能」「コミュニケーションとしての技」に浸透する「看護師としての私が存在する術」であったと考えることができる。

エキスパートナースたちのナラティブ・4

〝自己決定〟という意味を問い続けて

東京都立神経病院　田中裕代

事例4

家族の葛藤

Dさんは A L S を告知されていた六十九歳の女性だった。二〇〇二年に握力低下が出現してから、球麻痺症状、四肢の脱力など徐々に症状が進行し二〇〇四年七月には胃瘻が造設され、自宅療養をしていた。コミュニケーションは手文字、透明文字盤で可能であった。同年十月、呼吸困難が出現し、都立神経病院(以下、当院)に緊急搬送された。ＩＣＵに入室後、医師から本人と家族へ、呼吸器装着が必要な呼吸状態であると説明された。当初、本人は挿管と呼吸器装着については首を横に振り、「嫌だ」と意思表示していた。だが、医師からの病状説明と夫からの説得があり、Aさんは経鼻挿管することに同意した。挿管し、酸素吸入で呼吸状態が落ち着いたため、私の所属する脳神経内科病棟に転棟となった。

転棟当日、主治医、夫、長女、受け持ち看護師であった私とで、今後の方針についての話し合いがあった。長女は住まいが遠方で、夫が一人で介護せざるを得ない状況であった。夫は「気管切開をしてほしい気持ちはあるが、本人の気持ちを第一にしたい」と話した。長女は「子どもも小さく（幼児二人）どうしたらいいのか。器械を付けないのは見捨てるようで嫌なので、器械を付けてほしいが……むずかしい」と涙を流して苦悩していた。長女は母親の力になれないことに葛藤し、悩んでいた。

主治医との話し合いの後、長女に、Dさんと呼吸器装着について話し合えているのか聴いてみた。長女は「話しにくくて……まだ話していません」と答えた。長女の気持ちを傾聴した後、私は、医療を受けるのはDさんであり、本人に気管切開、呼吸器装着をするか否かの選

田中裕代さんのプロフィール
東京都出身。五人兄弟の長女。中学生の頃、友人の母（看護師）に憧れ現在の職業をめざす。一九九八年に都立松沢看護専門学校卒業後、都立神経病院の混合病棟（脳外科、脳神経内科、耳鼻科、眼科）に六年間勤務。その後、脳神経内科病棟に異動し、現在三年目となる。
仕事では、笑顔で患者さんと接するよう心がけている。神経病院の神経難病のコミュニケーション障害検討グループに参加し、学会発表などの活動を行っている。私生活では、二〇〇六年十月に結婚し、二月モルディブに新婚旅行をした。

択ができるように関わってほしいと長女に話した。「選択肢が二つしかない不本意な状況だが、Dさんが悩み、どんな選択をしても、自己決定を支えることは大きな意味があり、助けになる。自分は何もできないと悲観しないでほしい」と長女に伝えた。長女は、「私にもできることがあるのですね。がんばって話をしてみます」と笑顔を見せた。

後日、「気管切開をしないですむ方法はあるのか」と長女から質問があった。「気管切開の受け入れがどうしてもできないならNIPPV（非侵襲的陽圧換気療法）を検討しましょう」と医師から説明された。長女は「気管切開以外で家に帰る道があるのなら母も喜ぶかも。父とも話し合います」と笑顔で話した。

揺れ動くDさんの気持ち

次の日、朝からDさんに呼吸器を付けるよう、くり返し説得している夫の姿があった。「呼吸器を付ければ家に帰れる。立ったり、座ったりもできるのでしょ？　先生から娘に話があったらしいのです。だから私は気管切開を一生懸命、説得しているのです」と夫は話した。Dさんが望む方向に可能な限りそっていきたいと考えていた私は、その言葉に戸惑った。Dさんはまだ、呼吸器装着を決定していなかった。しかし、自己決定をする際、Dさんにとって家族の意向は大きな割合を占めていた。夫の説得を止めることはこの場では間違っていると考え、その場に直接介入しなかった。

Dさんは夫の説得で気持ちが揺らいでいた。一心にDさんを説得する夫の姿を見ながら、私はDさんが家族の説得に折れ、望まぬ延命を選択してしまったということにならないでほしいと願っていた。それは、本人、家族にとって、今後の長い療養生活を送るうえではつらいことだからである。

しかしその三時間後、Dさんは呼吸困難となった。急遽、主治医、夫とで話し合いがもたれ、呼吸器装着の最終確認が行われた。さらに呼吸器装着に関しては、その場で本人にも確認がなされた。呼吸器が運ばれてくる間、私はアンビューバックを押しながら、本人に「呼吸器の装着はお父さんと話し合って決めたのですか？　今の呼吸状態で呼吸器を付けたら、もう外すことはできないと思う。自分で呼吸器を付けると決めたの？　本当にそれでいいのですか？」と質問した。Dさんは「がんばる」「わかった」と返事をした。私はその言葉を聞き、Dさんは気持ちの整理ができ、ギリギリとはいえ自己決定できたのだ、自分で選ぶことができたのならばよかったと思っていた。

しかし、呼吸器が装着され落ち着いてから、Dさんは、「気管切開は受けたくない」と意思表示した。もう、経鼻挿管のまま過ごせないことは、くり返し医師から説明されていたが、Dさんからはたびたび看護師などに「このまま死にたい。苦しいから取ってください。娘の説得のせいで呼吸器を付けることになった」と悲観的な訴えが続いた。本人に説得に負けたという思いがあり、後悔している様子であった。呼吸状態が確保され、少し余裕ができたDさんは、今後に思いを馳せている様子でもあった。一番に危惧していた状況となってしまった。どんな選択となってもDさんが納得したうえで、今後の方針を選んでほしかった。このまま気管切開をしては絶対にいけないと思った。

Dさんが自分で治療を選択するために

気管切開術前に医師、本人、家族を交えて話し合いの場を設定した。日程調整後、Dさんに気管切開前に皆で話し合いができることを伝えた。そして、「Dさんは本当はどうしたいのか、現在、気管切開は行う方向だが、本人が了解しないと倫理的にも施行はできない。今回の話し合いが、自分の意思で治療方針を決めることのできるラストチャンスである」ことを告げた。Dさんが十分に検討できるように、透明文字盤を片手に長時間、話し合った。手術、呼吸器についての質問に可能な限り答え、最後に、「選択権は本人にあること、Dさんの人生なのだから、人に言われたからではなく自分で選ぶようにしてほしい」ことを説明した。どのような方向でも、自分で決めたことだと納得して過ごしてほしかった。

後日、気管切開術前に手術に関する説明が行われた。Dさんは呼吸器を診察室に持ち込み、ベッドで臥床しながら話し合いに参加した。最初、Dさんは「皆の声が聞こえないから決められない」「親戚が来るからみっともない」「気管切開は嫌だ」と言っていたが、参加者全員でゆっくりと話しているうちに「やります」と意思表示した。みんなで最終確認し、手術決定となって、気管切開が行われた。

手術後、ときどき、「吸引が多いのね。こんなことだと思わなかった」と話すこともあるが、「自分で選んだから」と苦笑している場面がみられている。最後に本人の意思が主張できる場を作ったことで、不完全ながらも治療に対する受け入れができたのかもしれない。

事例を読んで

「自己決定」という言葉のもつ意味

「自己決定」という言葉が医療の世界で使われるようになったのは、ごく最近のことである。二十年前は、がんであればその病名も本人には知らされず、家族が医師からのムンテラ〔あえてMund Therapi（独）という語を用いるが、これはIC（Informed consent）とは異なり、「医師の考えを伝え説得する」という意味合いで用いられている〕を聞き、医師がすすめる治療を受けなくてはならない状況があった。本来「自己決定権」は、生命倫理四原則（無危害原則、善行原則、自己決定原則、正義原則）の一つであることから、IC、自殺幇助、末期医療、遺伝子研究、人工生殖に関するさまざまな議論が起こっている(8)。

田中裕代さんの事例はこのような背景のなかで、重大な選択を求められているDさんとその家族に看護師として、どのように関わったかを書いたものである。生死を分かつかもしれない厳しい選択であることをわかりつつ、今までの経験から曖昧なままにすることはできないという状況で行われた実践である。葛藤する家族、揺れ動くDさんの気持ち、そして意図的な関わりを続ける田中さんの様子が伝わってくる。

●田中さんの構え

・家族に対して

田中さんの実践には、ＡＬＳの患者さんをはじめとした多くの神経難病を病む方たちのケアをした経験から培われた態度が、【構え】として見えてくる。【構え】はゲシュタルト心理学の言葉であり、「特定状況においてあるやり方で行動する傾向」と説明されており、『ベナー看護論』(9)では、【構え】は時間をかけて獲得されるものであり、部外者の観察者にはわかりにくいことが指摘されている。田中さんは、ＡＬＳに病んだ人には闘病の過程で必ず厳しい選択をしなければならない局面があることを知っており、このときに家族からの期待や、あるいは家族に負担をかけたくないという気兼ねが影響して、本人が意にそわない選択をすることがないよう、呼吸困難が出現した時点で最終確認を行うという意図的な行動をしている。

たとえば、Dさんの夫は医師からの話を聞いたあと「本人の気持ちを第一にしたい」と話し、娘さんは「器械を付けないのは見捨てるような気がしてつらい」と田中さんに話している。しかし、田中さんはその気持ちを尊重しつつも「最終的にはDさん自身に決めてほしい」と考え続け、長女にDさんを交えて話し合いをしてほしいことを伝えている。それは家族にしかできないことであり、大きな意味があるのだと伝えている。

その結果、厳しい状況におかれている娘さんから「私にもできることがあるのですね」という言葉と笑顔を引き出すきっかけを作っている。さらに後日、娘さんが医師に「気管切開をしないですむ方法はあるのか」という質問をしており、このことは受動的な立場として病名を告知された家族が、自ら情報を求め、納得できる方法を模索するという能動的な変化を遂げるきっかけになったと考えられる。

・Dさんに対して

その後、娘から話を聞いた夫はDさんに対して、「呼吸器を付けるように説得する」という関わりをしている。この場面を見かけた田中さんは、Dさんが夫の希望に引きずられてしまうのではないかと戸惑いを感じている。呼吸器を付けて日常を過ごすのは夫ではなくDさんであるということを、田中さんは終始考え続けているが、このときは「夫の説得をこの場で止めることは間違っている」と判断している。それは後に続く記述からもわかるように、夫の説得で望まぬ延命を選択してほしくないという気持ちがある一方、一心に説得する夫の気持ちもDさんには理解でき、家族の気持ちも含めてDさんに選択してほしいと願ったからではないだろうか。

予測外の出来事であったが、Dさんはその三時間後に呼吸困難になった。ここでのDさんに対する田中さんの関わりの記述は、急速に変化する状況のなかでありながら、必要なことをDさん自身に確認するというせっぱ詰まったやりとりの情景を浮かび上がらせている。Dさんはアンビューを押し続ける田中さんから、「自分で呼吸器を付けると決めたの？本当にそれでよいのですか？」と聞かれている。この場面は何度も読み返しているが、Dさんにとっては本当に厳しい場面だと思う。一体、呼吸困難というのはどのような体験なのだろうか、と考えさせられるのである。

私が出会った呼吸困難を抱える患者は、その多くが肺がんを病んでいたが、「（息を）吸っても吸っても酸素が入ってこない」と訴え、その表情からは、酸素が体内に入ってこないことで生命を脅かされる恐怖感が伝わってきた。そのとき「自分で呼吸器を付けると決めたの？　本当にそれでよいのですか？」と聞かれたDさんは、「がんばる」「わかった」と答えていた。こうまでして苦しい息のなかでこのことを問う意味を考えるとき、呼吸器を付けて生き抜くことを支えようとする田中さんの悲痛な思いが伝わってくるのである。Dさんの答えを聞いた田中さんは、「ぎりぎりで自己決定できた」ことにほっとしている。

しかし、「自己決定を支える」ことはそれほど簡単なことではなかった。呼吸器が装着され落ち着いたDさんは、「気管切開は受けたくない」と意思表示してきたのである。ここで改めて考えるのは、呼吸困難をまさに体験しているそのときに、人工呼吸器の装着を自己決定してもらうことの限界である。酸素が体内に入らないことで生じる苦しさと恐怖は、人工呼吸器の装着を選択しなければならない必然性を惹起する。Dさんからは、たびたび看護師に「このまま死にたい。苦しいから取ってください。娘の説得のせいで呼吸器を付けることになった」と悲観的な訴えが続いた。

その後、気管切開術を受けるかどうかの選択をすることになったDさんに対し、田中さんは「自分で治療方針を決める最後のチャンスである」ことを文字盤を用いて時間をかけて話している。そして、医師からの説明の際には呼吸器を診察室に持ち込み、Dさんが話し合いに参加する環境を整えた。参加者全員の話し合いの過程で「決められない」「みっともない」と話していたDさんが「やります」と話し、自らの決心を表現している。その後、気管切開術が行われ、Dさんは「自分で選んだから」と苦笑しながらも納得しているという。

●Dさんとともに揺れ動く田中さんの気持ち

田中さんの事例をくり返し読んでいると、田中さんはDさんに対し、「呼吸器を装着して生き抜いてほしい」と願っていたのではないかと考えさせられる。実は、この事例のなかで最も重要なことは、このような人生の正念場で人と関わるとき、答えを求められているのはDさんだけではなく、そこにいる一人ひとりが家族として、医師として、看護師として生命の質や生きることをどう考えていくのかが、問われているように思える。

田中さんが生き抜くことを願っているにしろ、呼吸器を付けない選択をすることを願っているにしろ、Dさんの反応を見ながら、Dさんの決定を聞きながら、常にもう一方を選択しないことを後悔しないでほしいと願っている田中さんがいたのだと思う。そして、看護師にできることは揺れ動くDさんと家族、そして揺れ動く自分自身の気持ちに目を背けることなく、共に揺れ、共に確認しあうことなのだと学ぶことができた。

エキスパートナースたちのナラティブ・5

「臨床」とは何かという問い

東邦大学医療センター大橋病院
松田奈緒美

事例5

働き盛りのEさんを襲った病魔

Eさんとの出会いは二〇〇四(平成十六)年二月だった。Eさんは四十七歳、女性、デザイナーであり、生活の拠点は海外だった。海外でS状結腸がんのため手術を受け、仕事を続けながら化学療法を受けていた。体調の異変を感じ、当院を受診したときには、吻合部再発、肝転移、卵巣がん、骨盤腔内リンパ節転移、水腎症を認めた。病状の説明はすべて受け、余命半年前後と言われた。

説明を受けた直後、ベッドで泣き崩れているEさんを前に、私は受け持ちとなったこと、一緒に病気に立ち向かうために力になることを告げた。Eさんは「まだまだ仕事でやりたいことがいっぱいある。今、死ぬわけにはいかない」と話した。仕事を続けながら、数か月おきに日本と海外を行き来し化学療法を続けた。その間、子宮全摘、付属器切除、低位前方切除、肝部分切除術を受けた。さらに多発性肺転移が認められ、化学療法を続けたが効果が薄く、二〇〇六(平成十八)年三月に新しい治療を求め海外へ渡った。

入院中のEさんは、どんなに化学療法の副作用が強く、苦しくても、病院の外で過ごす時間をもつことを希望した。「ちょっとの時間でもいいから外に出たい」と言った。Eさんは化学療法を受け、免疫力が低下している状態であっても、外に出て自分の時間をもつことが、がんと闘い続けるために必要であり、自分らしくいることが免疫力を保つためにも必要だと考えていた。

「つらいことは嫌。必要なことであっても、やりたくないことはやらない。でも自分の思いは貫きたい」というEさんは、ときとして〈わがままな患者〉としてスタッフの目に映ったかもしれない。Eさんができる限り自分の時間をもてるように調整をすることや、Eさんの思いを聴くと同時に治療の必要性を説明し、Eさんが納得できることを医師と一緒に考えていくのが私の役割なのではないかと考えていた。

■残された時間

二〇〇六(平成十八)年五月、Eさんは直腸吻合部の再発による狭窄・イレウスのために緊急入院となった。人工肛門造設術を行ったが、根治術ではなく、終末期であること、予後は三か月前後であることが姉に伝えられた。これまではすべてEさん自ら説明を受け、自己決定してきたが、姉の希望によりEさんへは「まず、食べることができるようになるために、手術をしましょう。食事がとれて、体力がついたら化学療法を再開していきましょう」と説明した。術後、少しずつ食事量は増え（病院食ではなくカップ麺やフルーツ、コーラということが多かったが）、体調のよいときには気分転換のマッサージや、買い物、パチンコやファーストフードを食べに出かけることができていた。姉と相談し、二度の外泊で姉妹で過ごす時間をもつことができた。

松田奈緒美さんのプロフィール

北海道札幌市出身。幼少期は虚弱体質で病院通いが絶えず、その経験から看護師をめざした。横浜市立大学医学部付属看護専門学校卒業後、東邦大学医療センター大橋病院に就職。手術室に四年、外科病棟へ異動し現在六年目。

学生時代はどちらかというと劣等生であったという。そのときの経験から学生指導や病棟での教育に興味をもち臨床指導者や教育係を続けている。KOMI理論との出会いが、人間を見つめる視点に変化をもたらした。また、七年前に母ががんを患い四度の手術を受け、現在も化学療法を受けていることが、看護師としての専門知識を増やすことへの原動力となり、がん患者の家族として考えるきっかけとなっている。「仕事もプライベートもパワフルに」がモットー。ゴルフやジムで汗を流すこと、飲み歩きがストレス発散になっている。

しかし、それからまもなく吐気・嘔吐、下腹部痛、腰背部痛、発熱、下血が見られ、夜間の不眠、せん妄もみられるようになってきた。苦痛のため表情が曇り、看護師につらくあたるようになってきた。「手術したのにおかしいじゃない。先生は頑張りましょうって言うけど、痛みはまったくとれないし、もうどうしたらいいの」とEさんは言った。私はそれらの症状に対し、医師、認定看護師、薬剤師と話し合いをしながら対処していった。

たびたびカンファレンスを行い、マッサージやアロマテラピーを受けられるようにした。勤務終了後に喫煙所や屋上へ行って話をしたり、歩行練習を一緒に行う時間をもった。ベッドサイドではなかなか聴くことができなかったEさんの気持ちをゆっくり聴くことができ、私にとっても大切な時間だった。「私、このまま死んじゃうのかな。こんなに頑張ってきたのに」と死への恐怖もこの頃から言葉として表現するようになってきていた。

九月になり、食事もとれず、自分でほとんど動くこともできなくなり、ナースコールを握り締め、常に誰かがそばにいなければならない状態となった。「外の空気が吸いたい。起きたい。歩きたい」など、そのつど訴えはさまざまであった。希望にそえない部分があると「本当に自由がない。みんな何にもしてくれない」と強い口調で言われることもあった。「このまま動けなくなったら、死人と一緒。もう死にたい。助けて」といった言葉も聞かれ、表情はなくなり笑顔も見られなくなった。

■心の叫びに応えられていたのか

亡くなる四日前、食事も水分も摂取できず、目は虚ろで呂律も回らなくなっている状態であってもEさんは訴え続けた。私は、Eさんに車椅子へ座ってもらい、コーラを勧め、デザイン画を描くことを勧めた。スケッチブックに水色の色鉛筆でブーツのデザインを描いた。そのまわりいっぱいに「みんな狂ってる。こんなのおかしい。誰も助けてくれない。先生助けて。もう死にたい。助けて」と書いてあった。Eさんは最期まで「仕事がしたい」と言い続けた。できる限りのこと、考えられることはやってきたつもりではあっても、「やってあげた」という自己満足ではなかっただろうか。Eさんの心の痛み、叫びを果たしてどこまで理解できていたのだろうかと思うと、涙が止まらなかった。

Eさんが亡くなる日、休日だった私は明け方からずっと付き添っていた。血圧が測れない状態で車椅子に乗せることは危険なことだけど、それでもEさんの散歩に行きたいという希望は叶えたかった。以前のように何かを話すことはほとんどなかったが、風に当たりながら気持ちよさそうに表情をなごませているEさんを見ていると「連れてきてよかった」と思わせるものがあった。コップを持つ力もなく、飲めば誤嚥してしまうかもしれないけど、一口冷たいコーラを飲んでもらった。ときどきうっすら笑みを浮かべ「ずっとこうだといいのに」と言った。

亡くなる数時間前、私の手を握りしめ「もう長くないかもしれないから……ありがとう」と言った。厳しいことも言われ、つらい思いもしたけれど、その一言で救われた気がした。その日の夕方、姉と父に見守られて永眠された。大好きだったレモングラスの香で処置を行い、いつもしていたブルー基調のメイクを取り入れた。険しい顔をしていたEさんの表情は、おだやかで元気だったときに見せた少し笑った表情にも見えた。

Eさんとの関わりは、患者と向き合うこと、心の叫びを聴き取ることのむずかしさを痛感し、『その人らしく生きぬくこと』とはどういうことなのかを考えるきっかけとなった。病を受け止め、闘い続け、病気とともに歩み続ける患者に対し、私は安易に「一緒に頑張りましょう」と言ってはいないだろうか。そう反省するとともに、本当の意味での「患者に寄り添った看護」を行うことは決して簡単なことではないことを学んだ。

事例を読んで

私は長年、多くの看護師たちの実践を通して「臨床の知」に触れ、発見し、私なりに知の意味を問い続けてきた。あるとき、鷲田清一の著書『聴くことの力—臨床哲学試論』[10]を読み、氏のいう「臨床」という言葉が、咀嚼しきれずに心に残り、折に触れ看護師によって描き出される「臨床の『知』」と照らし合わせる試みをしてきた。

少し長くなるが、鷲田のいう「臨床」を引用することにしたい。鷲田は「臨床と非臨床は職業的に区分されうるものではない」と述べ、「接客のプロフェッショナルであるバーのママや料理店の仲居さんも、市民生活の安全にかかわる警察官も、野菜や魚を売る商店街の生鮮業者も、接客そのものを職業とするかしないかにかかわりなく、〈臨床〉に関与するケースがある」と書いている。そして「じぶんがそれに関心があるかないかにかかわりなく客の話を聴くばあい、あるいは公私を問わず相談を受けるとき、その会話の場面が〈臨床〉になっている。つまり社会のベッドサイドに。おなじ他者にかかわる場面がときに臨床となり、ときに非臨床とみなされるのは、何を基準にしてであろうか。それはおそらく、職業としてのホスピタブルな役割を超えたところで、なお《ホスピタリティ》を保持しうるような関係のなかにあるかどうかにかかっているのだろう。つまり、ある役柄としていわば匿名的に関係するか、だれかにとって特定の「だれ」としてホスピタブルな関係のなかに入っていくかどうかである」と述べている。またここで鷲田が用いている《ホスピタリティ》とは、「他者を迎え入れるということ」であるとしている。[11]

松田奈緒美さんのナラティブを読むと、そしてまた松田さんがEさんの臨終のときに、朝の四時にベッドサイドに駆けつけ、自分の時間を使ってそばに寄り添っていたことを考えると、まさにそれは「臨床」であったと理解できたのである。咀嚼しきれなかった私の気持ちは、今は少しずつ整理され、「臨床」という言葉には、ベッドサイドという物理的な環境や診療・診察という医療が行われる場を指す場合と、同じ空間であっても「臨床と非臨床」が存在するまさにその場を構成する人々の関係性を指す場合があると考えるに至っている。

●松田さんとEさんの臨床

ナラティブのなかから、松田さんとEさんのベッドサイドをもう一度描き出してみよう。

•出会いの場面：Eさんが納得できるようにすることが私の役割

二〇〇四(平成十六)年二月に二人が出会ったとき、Eさんは四十七歳、松田さんは三十歳くらい。Eさんはデザイナーとして海外で活躍しているキャリアウーマンで、仕事も一番充実している時期にS状結腸がんの再発・転移という厳しい状況に直面した。現状を知らされベッドで泣き崩れているEさんに松田さんは「自分が受け持ちになったこと、一緒に病気に立ち向かうために力になる」と告げている。そしてEさんは入院中も病院の外で過ごす時間を希望し、松田さんは「一緒に病気に立ち向かうために力になる」と伝えたことを実践し、Eさんが納得できるような方法を考えながら外に出かけられるように支援している。Eさんは化学療法を受けながら海外での仕事を継続し、一年後には新しい治療を求めて海外に渡っている。

この一年間の経過を松田さん自身は特に自分の心のなかに起きている感情や思いを表現せずに経過として述べ、松田さんが「ありのままのEさんを受け入れ、Eさんが納得できることを医師と一緒に考えていくのが私の役割なのではないか」と考えていたことが記述されている。

・迎え入れた場面：残された時間を大切にする

しかし二か月後、Eさんはイレウスを併発し緊急入院となった。松田さんはどのような気持ちでEさんを迎え入れたのであろうか。入院期間の短縮化の流れのなかで、再入院してくる人との再びの出会いのときは、多くの場合は再発や転移といった病状の進行を伴う入院になることから、懐かしさで再会を喜ぶということはない。再入院してくる患者を迎える看護師の気持ちはいつも複雑である。「臨床」が職業としてのホスピタブルな役割を超えたところで、なお《ホスピタリティ》を保持しうるような関係にあるかどうか……。この問いを持ち続けながら松田さんの実践を読み進めてみよう。

姉の考えを尊重し、「根治手術ではなく、終末期であること」を告げないまま、人工肛門が増設されたEさんに対して、松田さんは残された時間をEさんらしく過ごせるよう、食事を勧め、外出を見守っている。そしてEさんは外泊し、姉との時間を過ごすことができた。

・Eさんと松田さんの臨床の時間

いっこうに回復しない病状にいらだつEさん。松田さんは痛みを取りEさんらしい時間を作ってほしいと願いマッサージやアロマテラピーを勧め、そして勤務終了後には喫煙所や屋上に一緒に出かけた。松田さんは「ベッドサイドではなかなか聴くことのできなかったEさんの気持ちをゆっくり聴くことができ、私にとっても大切な時間だった」と記述している。Eさんの「私、このまま死んじゃうのかな。こんなに頑張ってきたのに」という言葉を、松田さんはただひたすら聴いている。ここでは松田さんは「聴くことが私の役割」とは考えていない。この場面のなかに、松田さんが看護師であるという職業を超えたところでなお《ホスピタリティ》、つまりEさんを迎え入れることを保持しうるような関係を見出すことができる。

・死によって終わるのではない関係：Eさんの心の叫びを聴く

最後の一日をEさんとともに過ごした松田さんは、Eさんを車椅子に乗せ一緒に風に吹かれている。Eさんは気持ちよさそうに表情をなごませ、コーラを口にし、「ずっとこうだといいのに」とつぶやく。そして、亡くなる数時間前に「もう長くないかもしれないから……ありがとう」と言った。「臨床」という経験をした松田さんにとって、死は別れでもあり、自分とEさんの時間を問い直すきっかけにもなりうる時間の始まりだった。

●松田さんの臨床力

役割を超えたところに見出すことができる《ホスピタリティ》……。これは、看護師の臨床力として捉えることができる。「看護師の臨床力」という考え方は、看護師がその役割を遂行していく能力を指すと考えがちであるが、今回の松田さんのナラティブに埋め込まれた「臨床の『知』」は、看護師である松田さんが、看護師という役割を超えたところでEさんとの関係性を保持していることであった。松田さんが「Eさんの心の痛み、心の叫びを果たしてどこまで理解できていたのだろうかと思うと、涙が止まらなかった」と書いていることが、私の心に残る。

理解できなくても理解したいと願う松田さんの理解の範疇で、死の当日まで風に吹かれコーラを飲んだEさんは、松田さんに心から「ありがとう」と言ったのだと思う。

エキスパートナースたちのナラティブ・6

命を支え、命を守り、笑顔をひき出す看護師たち

東邦大学医療センター大森病院
降旗理恵・宮城智賀子・久保亜希子・門馬共代

事例6

■Fさんの後悔(降旗理恵)

Fさんは六十七歳、男性。閉塞性動脈硬化症で当院に通院していたが、二〇〇六年十一月に下肢痛が増強し緊急入院となった。入院後薬物治療が行われたが、状態はさらに悪化し、十二月初旬下肢切断術が緊急手術で行われた。術後、当病棟に転棟してきた。

転棟時、前病棟より、Fさんは下肢切断ということや緊急手術であったことについて、特に動揺はなかったと申し送りがあった。私は、下肢切断という大きな出来事に特に動揺がないことが気になっていた。Fさんは転棟後も、「(下肢の切断は)自分で決めたことだからショックはありません」と淡々と話していた。また術後のリハビリも積極的で、退院後の公

的手続きについての相談も自分の要望をきちんと話すなど、前向きな姿であった。Ｆさんは何年も前に妻と死別し子どももいなかったので、自分一人で頑張ってきた強さがあるのだと私は思っていた。

しばらくして退院を見据えての試験外泊をした。帰院後、外泊中の様子を聞くと、Ｆさんは何度も「面倒くさかった」と口にした。いつも前向きなＦさんとは異なることに違和感を覚

降旗理恵さんのプロフィール

長野県出身。看護師であった母の姿を見て育ち、この職業をめざす。東邦大学医療短期大学卒業後、東邦大学医療センター大森病院に勤務。耳鼻科眼科混合病棟、消化器呼吸器内科病棟を経て、五年前から整形外科病棟勤務となる。

宮城智賀子さんのプロフィール

東京都出身。生涯にわたり、社会貢献のできる職業につきたくて看護師をめざした。卒業後、東邦大学医療センター大森病院へ就職。脳神経外科、泌尿器・婦人科、個室、整形外科病棟を経て、現在整形外科・形成外科病棟師長として勤務。

久保亜希子さんのプロフィール

横浜市出身。一九八八年警友病院外科病棟勤務。一九九三年東邦大学医学部付属大森病院勤務。救命センター、内科、外科病棟勤務を経て、二〇〇五年重症集中ケア認定看護師の認定を受ける。現在集中治療室に勤務。

門馬共代さんのプロフィール

福島県出身、幼少の頃は、両親、弟二人、祖父母、叔母の八人家族。高校を卒業後上京。東邦医大医療短期大学卒業、東邦大学医療センター大森病院・精神科病棟に四年、その後、小児病棟に十一年、現在は感染症病棟に勤務。師長補佐看護師。

えた。私は、「Fさんが足を切断したという事実に本当に向かい合ってきたのか」「一人で生活していくことを心配しそのために頑張ってきたけど、自宅で過ごしてみて、足がないことを実感し、こんなはずじゃなかったと思っているのではないか」と考え、「改めてお聞きしていいですか。足を失ったことを今どう感じていますか」と尋ねてみた。

Fさんは最初、「後悔はしてない」と言い、自宅で足がなくて不便だった場面や、そのときの思いも具体的に話してくれた。私は、Fさんが最初に「後悔はしていない」と言いきったことが気になり、本当は後悔しているのでないかと感じた。そして、こんなはずじゃなかったという後悔の思いを初めて自分でかみしめるのが、退院して一人になったときではいけないと考えた。そこで私は、術後ずっと頑張ってきたFさんを思い出しながら「頑張って、頑張って、それでもこんなはずじゃないのにと思う場面が、今後もっとあるかもしれませんね」と言った。

Fさんはしばらく黙っていたが、やがて「自分で決めたこととは言いながら、やっぱり口惜しい。……僕、後悔してもいいんだ……。足一本ないんだもんね。やっぱり後悔するときもあるよ。そうだよね、そういうときもあるよね。そう思ったら気が楽になったよ」と穏やかに笑った。

Gさんの痛み（宮城智賀子）

Gさんは五十六歳の男性、転落外傷にて破裂骨折（骨盤・右大腿骨・右脛骨・腓骨）・左大腿骨頸部骨折により保存療法を行っており、床上安静が強いられ、日常生活のほとんどが病室での生活であった。既往歴に統合失調症があり、幻聴などの症状があったが、肝機能障害があるため、内服治療ができず、専門医が定期的に面接をすることで安定をはかっていた。

Gさんとの出会いは、私が病棟配置替えになったときで、Gさんの入院から二か月ぐらいたっていた。

異動後間もない頃、Gさんの背部の処置の介助につく機会があり、私は側臥位で処置を受けるGさんの身体を支える担当になった。側臥位になることで、下肢の疼痛が増すことは、医師もGさんもわかっていた。医師がGさんの苦痛をできるだけ短時間にするために、早く処置を終わらせようとしていると感じ、私もそうなるように考えながら介助していた。

処置の間、私はGさんに声をかけたが、Gさんの返事はなく、Gさんが必死に痛みに耐えていることを感じた。背部の処置が必要になって一か月以上もこの状態での処置が継続されていたことが想像でき、Gさんがこのような処置の時間をずっと耐えてきたのだと思うと、いたたまれない気持ちになった。また、処置の時間になるのを恐怖に感じていたことを、Gさんの処置中の表情から想像できた。医師と私はGさんに労いの言葉をかけ処置は終了したが、Gさんはぐったりして無表情であった。

私は、骨折の部位や現在の治癒状態、疼痛を訴えた位置や動かし方などを反芻しながら、今の固定方法では骨癒合部分に負荷がかかり、疼痛を助長させているのではないかと考えた。

そのため、次の処置の際、焦らず処置が行えるように、骨癒合部に負荷をかけないように固定を強化し、安楽枕の置く位置を工夫して苦痛が少なく側臥位を維持できるように配慮した。

その結果、処置中のGさんに、前回のような苦痛に耐えている表情が見られなくなり、医師や私と会話さえあった。処置終了時には「今日は痛くなかったよ」と笑顔で話してくれた。また、翌日Gさんのベッドサイドに行くと、笑顔で私を迎え入れてくれ、「僕の痛みを聴いてくれてありがとう」と話された。

■Hさんの協力(久保亜希子)

Hさんは六十歳台の女性、僧房弁狭窄のため僧房弁置換術を受け、集中治療室に入室となった患者である。今回が二回目の手術であり、癒着に伴う出血により循環動態の安定に時間を要した。術後二病日目から人工呼吸器のウイニングを開始したが、胸水が貯留していたため、ウイニングにも時間を要している状態であった。

私が担当したのは六病日目の準夜帯であった。そのときのHさんは人工呼吸器のウイニングが進み、CPAPモードで呼吸管理を受けており、翌日抜管の予定であった。痰の量が多いことは前勤務者からも伝達されていた。

Hさんがむせて咳をした。「痰を取りましょうか」と声をかけたところ、Hさんは顔をしかめ、首を横に振った。私はその反応を見て、「吸引されることが度重なり、つらくて嫌なんだな」と感じた。SAT（酸素飽和度）や分時換気量の低下がないこと，また，確かに痰の貯留はあるが，咳嗽の性質から，今吸引して取れる喀痰の量がさほど多くないと予測できたこと，そして十分な咳嗽力があるため患者の協力が得られるときを待ってから吸引をしてもウイニングには支障を来たさない，嫌がる患者を説得して今すぐに取らなくてもよい痰だと考えた。そこで，「ではやめましょう」と声をかけ，しばらく観察を続けた。

Hさんとはコミュニケーションが良好にとれる状態であったので，挿管チューブの抜管のためには頑張って咳をして痰を出すことや，深呼吸をすることなどは医師や担当看護師からすでに説明を受けていることが容易に想像できた。私は前勤務者がHさんの吸引をしているところをたまたま見ており，そのときの状況から，Hさんは吸引の必要性を理解していないというわけではなく，挿管チューブや吸引に伴う苦痛を強く感じているのだろうと思った。

私はHさんに吸引の必要性を改めて説明し，説得するという手段を選ばなかった。その後，Hさんが再度むせたため「吸引しましょうか」と確認したところ，すんなり協力が得られたため，気管内吸引を行った。その後は吸引だけでなく，その他のケアに対しても拒否的な反応はみられなかった。その夜Hさんはプロポフォールを使用し就寝した。

翌日に，予定通り抜管ができ，病棟退室となった。退室時，「管が抜けてよかったですね」とHさんに声をかけると，「どうもありがとう。待ってくれたのはあなたが初めてだった」と言われた。

▓「雑踏もすべて記憶に留めたい」といったＩさん（門馬共代）

印象に残っているのは、右肺小細胞がんで多発性脳転移の男性の患者さんで、放射線治療をしていたが効果がなく、化学療法は希望されず、ホスピスに転院となったＩさんである。

Ｉさんのいた病棟に異動になった私は、自己紹介を兼ねて挨拶に行った。何となく気になり、部屋を訪室して話を聞く機会をもった。その際、Ｉさんは明るい笑顔で、痛みのこと以外は病気について話をほとんどしなかったが、「こんなふうになるとは思わなかった。僕の体はぼろぼろなんです。肺がんで治療をしたけれど、脳に転移し神経がやられてきて、物を見るのも大変なんです。治るのはむずかしい。娘には父親としての威厳を見せてあげられず、面倒を見てもらうのがつらい」と話した。私は、その場ではただ側で傾聴しただけで、話したいときにはいつでも話をうかがいに来ますと伝えた。

数日後の夜勤の検温時、Ｉさんに「時間が空いたら話を聞いてほしい」と言われた。私は、時間をつくるために他の患者のケアを終わらせ、他の看護師にも依頼をした後、ベッドサイドで椅子に座りながら話を聞いた。「この前話をしてから、自分のことを少し話そうという気持ちになって……。日々、もの凄いスピードで症状が進行している。自分の体に気持ちがついていけなくなっている。つらい治療をせず、痛みを押さえて過ごすことは逃げにはならないか？　ホスピスはどんなところなんだろうか？　看護師さんだったらどう選択をする？」と、今のつらい気持ちを話された。

私は、「答えはむずかしいが、ホスピスに関する情報をお伝えしますし、ここで入院していても私たちも治療について一緒に考え、病気と闘っていきます。だからご自分の思いや信念を大事にして、これから先のことを決めてほしい」と言った。

Ｉさんはそれから徐々に体力も減退し、ベッドから車椅子への移動も困難になっていった。ある日、「外に出たい」と言われた。数日間も疼痛と倦怠感でベッドから離れない日々が続いていたため、ストレスが溜まっているはずと思い、鎮痛剤を使用して落ち着いたら車椅子で散歩することを担当看護師に相談した。少ししてから鎮痛効果があり、三人がかりで車椅子に乗車させ、一緒に院内の散歩に出かけた。

外来ロビーの受付近くにあるピアノの側まで行くと、Ｉさんは「コーヒーが飲みたいな」とつぶやいた。私はポケットに入っていた小銭で二人分のコーヒーを買い、これまでのことを話しながらゆったりとした時間を過ごした。

途中、受付で他の患者が大声で怒鳴っていたため、Ｉさんに場所を変えようと提案すると、「こういう雑踏も含めて聞いていたい。すべてを記憶に留めておきたいんだよ」と言った。私はそのとき、Ｉさんの心境を深く考えさせられた。

Ｉさんは病棟に満面の笑みで戻り、それから数日してホスピスへ転院となった。

●――事例を読んで

この四つの事例は、看護部が企画した研修会で、事前課題として「印象に残る事例」を書いてもらったものである。六つに分かれたグループでそれぞれ話し合う場を設けたのだが、この四人は同じグループであった。事例を読み、お互いに話し合いながら、ずっと涙を流していた。グループに参加していた研修担当の師長も泣いていた。「お互いに他の人の事例を読んで、自然に涙が出てきて……」と話してくれた。

●「後悔してもいいんだ」（降旗さん）

降旗理恵さんのナラティブは、下肢を切断した人が障害を受容しなければならない過程で、切断したことを後悔し、嘆き悲しむことは当然のことという降旗さんの人間観から生まれているような気がする。Fさんが嘆き悲しむことなく淡々としていることに疑問を感じ、試験外泊から戻って、何度も「面倒くさかった」と話すFさんに、「足を失ったことをどう感じていますか?」と問いかけた場面が書かれている。

看護理論家であるロイは喪失について「大切な対象が個人に得難くなったり、あるいはそれを有益にする特質をもはやもたなくなるというように変わったりする、実際にあるかまたは潜在しているすべての状況」と定義し、喪失の対象を「人々、財産、仕事、地位、家庭、理想、身体の部分または作用を含んでいる」[12]としている。

Ｆさんは閉塞性動脈硬化症のため治療を受けていたが、この疾患は間歇性跛行の出現があり、進行すると壊死のために強い痛みを伴い、最悪の場合は切断を余儀なくされる。Ｆさんは長い経過のなかで痛みを経験し、壊死を起こした下肢を切断しなければならない状況を認識していたと考えられる。Ｆさんはそのことを動揺することなく受け止めていたように見受けられ、降旗さんは「動揺がないことが気になっていた」と述べている。ロイは人が喪失を経験するとき、嘆きや悲しみを伴うと述べているが、Ｆさんにそのような心理過程が見られなかったことが降旗さんには気がかりであったのだろう。

降旗さんの問いかけにＦさんは「後悔はしていない」と答えるが、降旗さんには後悔しているように感じられた。降旗さんは、Ｆさんが退院後、一人暮らしをしていく人であることから、嘆きや悲しみを伴う後悔の気持ちを一人きりで受け止めるよりも、入院中に看護師である自分がいる場所で受け止めてほしいと考えた。

入院してから現在に至る経過のなかでＦさんがずっと頑張ってきたことを思い出してもらおうと、「頑張って、頑張って、それでもこんなはずじゃないのにと思う場面が、今後もあるかもしれませんね」と話している。この言葉が一人で頑張ってきたFさんの気持ちに、石の投げられた水面のように波紋を広げた。降旗さんのナラティブは、Fさんが沈黙の後に「自分で決めたこととは言いながら、やっぱり口惜しい……僕、後悔してもいいんだ……足一本ないんだものね」と穏やかに笑ったという記述で締めくくられた。

その場には「後悔」「嘆き」「悲しみ」という言葉を使わずにFさんと会話をしている降旗さんの、穏やかな表情があったと想像する。

●体の痛みを聴く（宮城さん）

事例5に「心の叫びを聴く」というナラティブがある（五九ページ）。仕事をしたい、自分らしい生き方をしたいと願う患者の心の叫びを聴いた看護師の事例であった。

今回の宮城智賀子さんのナラティブは、Gさんの「体の痛み」を聴いたことから生まれている。Gさんは正確にいうと、耐える、我慢するという身体言語を用いて、宮城さんに痛みを伝えていた。

転落外傷のため下半身に多数の骨折個所をもつGさんは、床上安静を強いられ、毎日背部の処置を受けていた。処置のためには側臥位の姿勢を保たなくてはならず、処置の間中痛みに耐えていた。そして処置中は宮城さんの声かけにも返答はなく、処置が終了してもぐったりとして無表情のままであった。この状態が一か月近く続いていると知った宮城さんは、何とかしなくてはと考え、処置の場を変革した。

卓越した実践を行う看護師は「その場の状況を患者にとってよい方向へと変える力＝変革する力」を発揮することがある。宮城さんの行った変革は、彼女の言葉を使うと、反芻からスタートしている。これは骨折の部位、現在の治癒状況、疼痛を訴えた（といっても、宮城さんの観察から読み取った疼痛である）位置や動かし方……これらを順番に反芻し、関連づけていく過程で、宮城さんには今の固定方法では骨癒合部に負荷がかかり、疼痛を助長させていることがわかった。そして、次の処置の際は骨折癒合部に負荷をかけないように、焦らず処置が行えるように工夫し、苦痛がなく側臥位が維持できるように配慮した。

まさに臨床の場での仮説検証のような気持ちで、このやり方を実践し、Gさんの反応を見たのだ。この場面では、細心の注意を払いながら、なるべく短時間で処置を行おうとしている外科医、処置を行う際の側臥位の取り方に今までの知識や経験を総動員し工夫し配慮する宮城さん、そしていつもと異なる進行状況と苦痛の少ない時間を体験しているGさんの様子が伝わってくる。そしてこの時間を作り出したのは、宮城さんである。

Gさんは処置終了後、「今日は痛くなかったよ」と笑顔を見せ、翌日Gさんのベッドサイドに行った宮城さんを笑顔で迎え入れ、「僕の痛みを聴いてくれてありがとう」と話している。宮城さんもきっと笑顔だったにちがいない。

●「待ってくれたのは、あなたが初めてだった」(久保さん)

久保亜希子さんは集中治療室で働く認定看護師である。認定看護師は実践の場で「質の高い看護の実践」「他の看護師への指導」「看護師の相談」という役割を担う。このナラティブからは、卓越した実践の具体例を読み取ることができる。

久保さんは、二回目の僧帽弁置換術を受けた術後六日目のHさんとの時間について描いている。準夜帯の出来事で、Hさんは人工呼吸器のウイニングが進んでいた。一般に人工呼吸器のウイニング時は、意識状態も覚醒しつつあるため、創部の痛みや挿入されているドレーン類のための体動の困難感、さらに気管内に挿入されているチューブの違和感など、身のおきどころのない状況におかれていることが多い。

以前、私が出会った患者で、「術後、気がついたら集中治療室にいて、息が苦しくて、やっとの思いで息が苦しいと看護師に伝えたら、『苦しいはずないです』と言われて、悔しかった。その後、夜中に来てくれた看護師は目で『大丈夫ですか』と聞いてくれて、静かに体の位置をずらし楽にさせてくれた。嬉しかった」と話してくれた人がいた。日常生活とはかけ離れた場所で、生命を維持するために行われる集中的な治療は、時に身体への容赦のない侵襲となって、人を脅かす。

Ｈさんは痰の量が多く、前勤務者が頻繁に吸引を行っていた。むせて咳をしたＨさんに「痰を取りましょうか」と聞くと、Ｈさんは顔をしかめ首を横に振っている。このとき、久保さんは「吸引されることが度重なり、つらくて嫌なんだな」とＨさんの気持ちを受け止めながら、身体の状況を注意深くアセスメントしている。ＳＡＴや分時換気量の低下がないこと、確かに痰の貯留はあるが、咳嗽の性質から吸引して取れる喀痰の量がさほど多くないこと、そして十分な咳嗽力があるためＨさんの協力が得られるときを待ってから吸引してもウイニングに支障はきたさないこと、などを総合的に捉えた臨床判断をしている。

そのうえで「ではやめましょう」とＨさんに伝え、観察を続けた。このとき、久保さんは吸引の必要性を説明したり、説得することはしなかったが、それは今までにＨさんの吸引場面を見ていたことが影響しており、Ｈさんが吸引の必要性を理解していることがわかっていたからである。

ベナーは、臨床判断を「臨床的判断とは、特定の状況について時間を追って観察し、臨床的状況の変化あるいは状況に関する臨床家の理解の変化を通じて到達した理由づけである[13]」と定義している。集中治療室という空間のなかで、久保さんが垣間見たＨさんの吸引時の場面を意識に残しながら観察を続け、到達した、吸引しないことの理由づけであり実践であったことがわかる。

久保さんの推測通り、その後Hさんが再度むせたので吸引を促すと、すんなり協力が得られている。そして、私がこの場面を価値づける際にもっとも有用であった事実は、病室へと移動する際にHさんが久保さんに伝えた、「どうもありがとう。待ってくれたのはあなたが初めてだった」という言葉であった。

●雑踏もすべて記憶に留めておきたい（門馬さん）

門馬共代さんのナラティブは、人として社会のなかにあることが生きていることなのだという、人としての在り方をIさんを通して、看護師である私たちに伝えてくれている。

門馬さんは「挨拶に行ったときに気になった」という理由で、Iさんの部屋を再度訪ねた。このとき、用があってIさんを訪ねたのではないが、Iさんは門馬さんを迎え入れ、自分の気持ちを話してくれた。Iさんの話を聞くしかできないと思った門馬さんは、いつでも話をうかがいに来ますと伝えている。

Iさんにはそのときの会話が印象に残っていたのだろう。夜勤で検温に行った門馬さんは、Iさんから「時間が空いたら話を聞いてほしい」と頼まれた。看護師が臨床で経験を積むと、段取りや手際がよくなり、門馬さんのように話を聞く時間をつくり出すことができる。そのときには、患者さんとの時間が大切な時間だということが他の看護師たちに伝わり、協力してくれる。この阿吽《あうん》の呼吸は看護チームのもつ力でもある。

部屋を訪ねた門馬さんにＩさんは今の気持ちを語ってくれた。Ｉさんと、話を聞こうと思いベッドサイドに行った門馬さんとの時間が生まれた。自身の病状を「日々、もの凄いスピードで症状が進行している」と語るＩさんは、残された命の貴重さを切実な思いで噛みしめながら、「痛みを抑えて過ごすことは逃げにはならないか」と自問自答し、「看護師さんだったらどうする？」と投げかけている。

門馬さんは「私たちも治療について一緒に考え、病気と闘っていきます」という気持ちを伝えているが、Ｉさんにとってこの夜、この会話をしたことには大きな意味があっただろう。一人で悶々と命に向き合う時間を過ごしていたＩさんにとって、門馬さんの存在は心強いものであったと推測できる。

その後、車椅子への移動も困難になったＩさんが「外に出たい」と希望し、一緒にコーヒーを飲んだとき、「こういう雑踏も含めて聞いていたい」と言った。一人ではなく、門馬さんが一緒にいることがどれだけＩさんを勇気づけただろうか。Ｉさんもまた、満面の笑顔で病室に戻っている。

エキスパートナースたちのナラティブ・7

記憶が刻印されるということ

事例7

順天堂大学附属順天堂医院
押野登志子

私にとって「印象に残っている場面」は、学生時代に産科実習で体験した患者さんとのことです。実習期間も中盤に入り二回の出産を見学していました。その日私が受け持たせていただいた出産予定のJさんは三十歳の経産婦でした。陣痛の合間に、初産のときの話やご両親に預けている二歳の長男の話をしてくれました。陣痛のときは、Jさんの希望を聞きながら、背中や腰を一生懸命さすりました。

いよいよ陣痛の間隔が短くなり、分娩室へ移動となりました。今回で三回目になる出産実習の目標は、「精神的な働きかけができること」でした。実習の指導看護師は、私をJさんの左側に連れていき、手を握らせてくれました。

長い時間をかけて、やっと頭が見えました。回旋で顔が見え、口唇裂であることがわかりました。私はとてもショックでした。正常分娩で五体満足な子どもが生まれ、「Jさん、おめでとうございます。本当によかったですね」と笑顔でねぎらえると思っていたからです。口唇裂であることがわかった瞬間、その場にいた医療スタッフ全員が、目で合図しているのがわかりました。そして、何も変わりがないように、Jさんを励まし、呼吸やいきみ方を指導していました。私もチームの方針通りJさんの手を握り一生懸命励ましました。出産は終わりました。児は大きな声で泣いていました。

今まで見学した二回の出産では、母親は出産直後に児を見せてもらい、祝福を受け、女性としての一大偉業を成し遂げたことをねぎらわれていました。Jさんは「おめでとうございます。女の子ですよ！　ちょっと元気がないので、向こうの部屋で、先生に診てもらいます

押野登志子さんのプロフィール

東京都出身。日本大学医学部附属看護専門学校卒業後、日本大学医学部附属板橋病院の耳鼻科病棟に三年勤務。その後順天堂大学医学部附属順天堂医院へ就職。集中治療室四年勤務、十一年前に手術室に異動し現在師長として勤務。

手術室に異動したばかりのときは、それまでの経験が業務に活かせないと思ってしまい、「手術室の看護」がわからず、「戸惑い悩んだ。今は手術室の看護師として、「麻酔で話せない患者の声に耳を傾け、代弁できる看護師になる」「医療事故が起こらない」を目標にしている。趣味の食べ歩きで、ストレスを発散している。

ね」と言われただけで見せてもらえませんでした。私は、このような場合でも、おめでとうと言うのだと知りました。いつJさんに伝えるのだろうと思いながら、私も祝福といたわりの言葉をかけました。Jさんはとても満足した表情でした。実習時間が過ぎていましたが、身支度を整え、病室に戻るまで、Jさんのそばにいることができました。

Jさんに挨拶をして別れたあと、ナースステーションに戻りました。指導看護師は「口唇裂のことは、出生前の胎児診断ではわからなかったことだから、びっくりしたでしょう」と声をかけてくれました。そしてまずご主人に話をしてから、Jさんの様子をみて説明すると教えてくれました。次の日の朝、指導看護師から、昨夜遅くJさんに説明がされたと聞きました。「今は手術できれいになるから大丈夫、心配いらない」という説明を受け、とても落ち着いた様子であったとのことでした。

Jさんのベッドサイドには、指導看護師が一緒に付いてきてくれました。Jさんは「今は、手術でとてもきれいになるって聞いたわ。実は出産のとき、あなたの様子を見て、何かあったのかなと思っていたの。一回目のときと違い、ベビーを見せてくれなかったから、とても不安だった……。でも、手術で治る病気で本当によかった。夜のうちに聞いたから、昨日は眠れたわ」と笑顔をみせてくれました。指導看護師は「学生さんも、心配で眠れなかったようですよ」と話して、席をはずしました。

私は、「あなたの様子をみて気がついた」というJさんの言葉にショックを受けました。私の言動が、Jさんを不安にさせ、そのなかで出産を続けさせてしまったこと、チームの方針から外れたことをしてしまいました。もうJさんの看護はできない、私は看護師に向いていない、Jさんの前では精一杯我慢して、そのまま敷地内の看護学校に戻り、自分の机で泣きました。実習生活のなかで、初めての大きな挫折でした。

学校の先生は、指導者に「帰っていい」と言われてもいないのに、私が帰ってきたことに驚いていました。いくら泣いても涙は止まらず、先生はいろいろな話をしてくれましたが、理解できませんでした。昼過ぎに、他の先生が来て「病棟から連絡がありました。Jさんがあなたのことを待っているそうよ。私とうちの子のために、あなたが、ナースになれなかったら困る！　おっぱいのこともあるから早く戻ってきてって」。私は涙がさらに出てきました。急いで顔を洗い、腫れた目のまま、先生に手をひかれ、病棟に戻りました。

Jさんは「あっ、やっと戻ってきた！　それにしても、すごい顔よ！」と笑いました。私のためにも不安な気持ちのなかで出産しなければならなかったことを謝罪しました。Jさんは「私もあなたと一緒に泣こうかな」と私を抱き、二人で大泣きしました。ひとしきり泣いた後、Jさんは「生まれた子どものほうが大変なんだから、泣いちゃいけないと我慢していた」「あなたと一緒に泣いたら、すっきりした」「私も昔、ナースに憧れた」など、いろいろな話をしてくれました。母は強いというのは本当だと思いました。

「勝手に帰ってしまったので実習がパスしないか心配だったけど、この後きちんとできたら大丈夫だそうよ。頑張って！」とJさんに心配され励まされながら実習を終えました。再実習にならず、無事卒業し、看護師となりました。

■今後の課題

私は、現在手術室で仕事をしています。つい手術そのものに目が向きがちですが、患者一人ひとりの状態を把握して、最善のケアがなされなければならないと考えています。

当院では、重症の障害をもつ児を出産しなければならない方も、残念ながらたくさんいます。小児期に手術を受けなければならない子をもつ親の気持ちはとても苦しいものがあると思います。手術室に入る子どもも泣いていますが、見送る親も涙しています。私たちは、その家族のためにも事故が起こらないように細心の注意を払い、それ以上の悲しい涙を誰も流さなくてよいようにしていきたいと思います。

また、学生が実習で入室する際は、手術室は特殊な環境であるという点で、特に注意をします。患者は、病棟で事前に承諾をしていますが、全身麻酔で意識がなくなる直前にとても不安そうです。私たち医療チームは、全力を尽くし、安全を最優先に考えていること、学生は、学びのために見学し、手術が無事に終わることを祈って側にいさせていただくことを説明します。また、自分が学生時代そうだったように、スタッフの私たちには日常茶飯事のことでも、初めて見る学生にはショックなこと、対応できないことが多いと予測して行動するようにしています。

少しでも、有意義な経験を重ね、ナースの資格を取り、私たちの仲間になってほしいと思い、日々指導しています。

事例を読んで

痛みを伴う経験

哲学者であり、『臨床の知とは何か』[14]を著した中村雄二郎は、『正念場―不易と流行の間で』[15]のなかで、何が人の記憶に残るのかという問いに対して、「『ひとは経験によって学ぶ』ということを意味するギリシア語の言い回し《ta Pathemata, mathemata》が役に立つ。この言いまわしは直訳すると、ギリシア語では『痛みを感じることがものを学ぶことだ』という意味である」と述べている。また「ここでの〈痛み〉とは、良心の痛みの問題ではなくて、自己の心身へのつよい刻印のことである。したがってある行為が『記憶にない』とすれば、ひとは真剣に行為もしなければ生きもしなかったことになる」[15]とも述べている。

押野登志子さんの記憶に残り、ナラティブとして記述されたJさんのことは、このような意味で押野さんの心に刻印されたことであったと考えることができる。

看護学生は国家試験を受験するための要件として臨床実習で学び、その単位を修得しなければならない。学生はいったい何を実習のなかで学ぶのだろうか。押野さんのナラティブから考えると、看護について初学者である学生は「その場で起きているパターン」を学んでいることが読み取れる。

押野さんはJさんと出会う前に二回の分娩の経過を見学している。そのなかで「陣痛感覚が短くなると分娩室に移動すること」「分娩の経過、すなわち時間をかけて児の頭が見え、児を娩出すること」「スタッフが『おめでとうございます。本当によかったですね』と声をかけて産婦さんをねぎらうこと」「出産を終えたお母さんは、直後に児を見せてもらい、祝福を受けること」という分娩の経過に伴うパターンを学んでいた。三回目のJさんの分娩ではそのことを知っている押野さんが、少しゆとりもできたことから、陣痛時に「Jさんの希望を聞きながら、背中や腰を一生懸命さすりました」と自分から行ったケアについても記述している。

しかし、その後は予想外の進展となり、娩出の途中で押野さんと医療スタッフは、児の口唇裂に気づく。おそらくその場の空気はいっぺんに変化したのだろう。「目で合図している」医療スタッフの姿が押野さんの目に入り、そしてその後の分娩の経過はいつもと同じように続いた。押野さんは、「このようなときも『おめでとう』」と言っているスタッフを見て驚いたことも書いている。

そして、押野さんに刻印されている記憶の核はその後の出来事なのだ。出産後のJさんのそばで実習時間を過ぎてまで過ごした押野さんは、翌日臨床指導者から「Jさんに昨夜遅く説明がされたこと」を聞き、落ちついた様子で説明を聞いたことを知らされている。その後、指導者とともにJさんのもとに行った押野さんは、Jさんから「実は出産のとき、あなたの様子を見て、何かあったのかなと思ったの」という言葉を聞いた。

押野さんはこの言葉にショックを受け、「大変なことをしてしまった。もうJさんの看護はできない。私は看護師に向いていない」と思い、実習時間の終了を待たず学校に帰ってしまう。

この経過を私が今読むと、Jさんは押野さんを責めてはいないし、母親として障害をもつ子どもを柔軟に受け止めているように思う。押野さんについては陣痛のときに少しでも痛みを取ろうと自分の希望を聞きながら一生懸命腰や背中をさすってくれた若い看護学生として、好意的に見ていたのではないかと思える。

その学生が、分娩の途中で何かを察知したことをJさんも気づいた。それはある意味では当然の成り行きであったと考えられる。スタッフ全体が作り出したその場の雰囲気の変化であり、Jさんは遅かれ早かれどこかで気づかなくてはならないことだった。

しかし、当時の押野さんにとっては「とんでもないことをしてしまった」と感じ自分を責め、「実習生活のなかでの初めての大きな挫折」と受け止めた。前述した中村は「もし或る行為が『記憶にない』とすれば、ひとは真剣に行為もしなければ生きもしなかったことになる」[15]と述べているが、押野さんはこの状況に真剣に行為し生きていたことになるのではないか。

●心が劈《ひら》かれる

実習場所から学校へ戻ってしまった押野さんは、探しに来た学校の教員から、「Jさんが待っている。私とうちの子のために、あなたがナースになれなかったら困る。おっぱいのこともあるから早く戻ってきてと言っている」ことを聞き、教員に手を引かれて病棟に戻った。このナラティブは、押野さんの泣きはらした顔を見たJさんが「私もあなたと一緒に泣こうかな」と言って押野さんを抱き、二人で泣いている場面へとつながっている。

ここでのJさんの気持ちを推測すると、前の晩遅く子どもの障害について説明を受けたが、「手術できれいになるから大丈夫」と聞いたこともあり、落ち着いて過ごせた。しかし、心のなかでは口唇裂をもった子どもを生んだことの衝撃は強かったのではないだろうか。手術できれいになるとは言われても「手術をする」こと自体がどのようなことか予想できず、大きな不安もあったのだろう。

泣いている押野さんを見たJさんの心が劈かれて、二人で声をあげて泣いた。

「劈かれる」という漢字は「つんざかれる」という意味合いをもった言葉で、閉じていた心が外部から強く破られてほとばしり出るさまを表わしている。この言葉は、二十年も前になるが、私が竹内敏晴氏の『ことばが劈かれるとき[16]』を手に取り読んだとき、なぜ「劈かれる」なのかがわらないまま、私の記憶にとどめられた言葉であった。

Jさんは押野さんの自分と子どもを気遣う気持ちに触れ、思いがけず心が破られて、泣くことになったのだと思う。

●刻印された記憶の意味

押野さんの記憶に残る看護の場面は、学生時代の臨床実習でのJさんとの出会いであった。今は手術室で仕事をしている押野さんは、折に触れてこのときのことを思い出している。障害をもった子どもの出産の場面では、そつなく行動できる今の自分に強く影響を与えたJさんを思い出し、新たな気持ちで細心の注意を払ってケアを提供しているのだろう。また、実習に来る看護学生にも自分がされたような配慮をしながら指導している様子が伝わってくる。

私は看護教員や看護管理者には、ぜひ心に残る看護場面を文字にして残し、その意味するところを深く考察してほしいと願っている。

それは、看護教員や看護管理者は看護を教授する、あるいはマネジメントする役割をもっているからであり、おそらくそういう役割をもった人は、看護教育や看護管理の核になるものをすでに看護実践のなかで獲得していると考えているからである。

●引用・参考文献

（1）佐藤紀子：看護婦の「臨床判断の構成要素と段階」と院内教育への提言、看護、41巻4号、127～143ページ、1989年。

（2）パトリシア・ベナー（1984）：ベナー看護論—達人ナースの卓越性とパワー、井部俊子他訳、医学書院、1992年。

（3）マイケル・ポラニー（1966）：暗黙知の次元—言語から非言語へ、佐藤敬三訳、紀伊國屋書店、1980年。

（4）マイケル・ポラニー（1958）：個人的知識—脱批判哲学をめざして、長尾史郎訳、1985年。

（5）野口裕二：物語としてのケア　ナラティブ・アプローチの世界へ、医学書院、2002年。

（6）野島良子：看護における技術と身体、看護技術論、300～306ページ、メヂカルフレンド社、1977年。

（７）パトリシア・ベナー、ジュディス・ルーベル（１９８９）：ベナー／ルーベル現象学的人間論と看護、難波卓志訳、医学書院、１９９９年。
（８）樋口範男、土屋祐子編：生命倫理と法、１ページ、弘文堂、２００５年。
（９）パトリシア・ベナー（１９８４）：ベナー看護論　新訳版　初心者から達人へ、４～５ページ、井部俊子監訳、２００５年。
（10）鷲田清一：「聴く」ことの力―臨床哲学試論、ＴＢＳブリタニカ、１９９９年。
（11）前掲書（９）、１３４～１３５ページ。
（12）シスター・カリスタ・ロイ（１９７６）：ロイ看護論　適応モデル序説、松木光子監訳、２０１ページ、メヂカルフレンド社、１９８１年。
（13）パトリシア・ベナー：達人たちの技を言葉にすることの意味、早野真佐子訳、ナーシングトゥデイ臨時増刊号　総特集「ケアの達人たち」、８～12ページ、２００２年。
(Benner P. Hooper-Kyriakidis P. Stannard D. Clinical wisdom and interventions in critical care. Philadelphia: WB Saunders; 1999)
（14）中村雄二郎：臨床の知とは何か、岩波書店、１９９２年。
（15）中村雄二郎：正念場―不易と流行の間で、７～８ページ、岩波書店、１９９９年。
（16）竹内敏晴：ことばが劈かれるとき、思想の科学社、１９７５年。

●初出文献

第１章の初出文献は以下のとおりです。

（１）『看護教育』２００７年１～７月号所収

第2章

看護師の臨床の『知』とその獲得過程

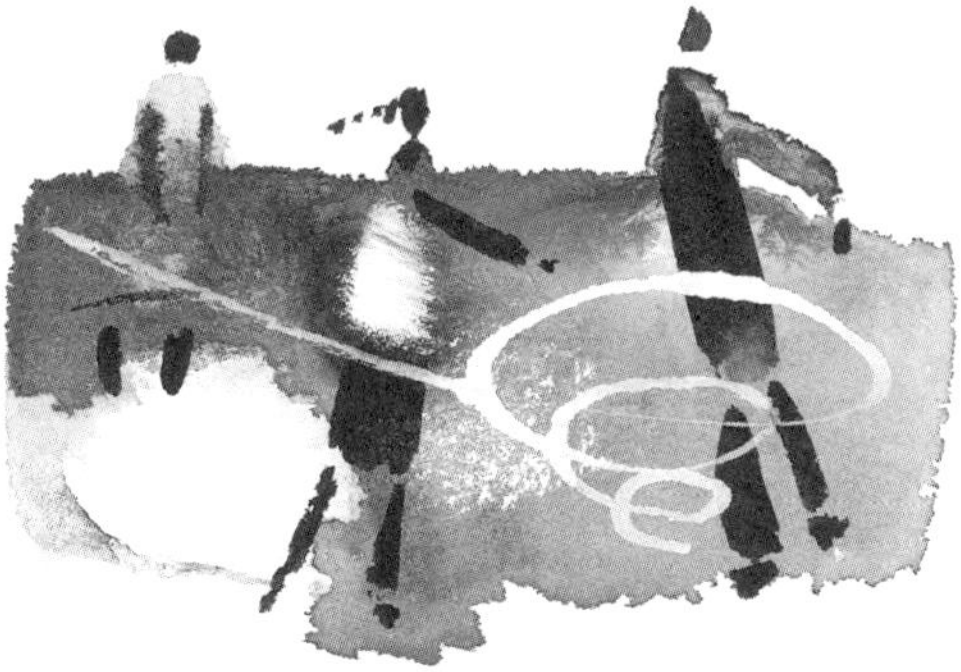

看護師が臨床で用いている『知』の特徴と構造

私の眼を開かせた松本さんの事例

私は看護師の臨床の知の特徴を、実際の臨床看護のなかから何とかして発見したいと考えていたが、長いこと発見できずにいた。また「卓越した実践を行う看護師」、すなわち、ベナーの『ベナー看護論　達人ナースの卓越性とパワー』(1)に示されているエキスパートを見出すことができなかった。しかし、あるとき一人の看護師との出会いを通して記述することと語ることとの違いを実感することができ、エキスパートを発見する手法の発掘のきっかけをつかむことができた。ここでは、新しい手法の発見に至った経緯を伝えたい。

当初、私の研究方法は、看護師に以下のような質問紙を配布し、事例の記載を依頼していた。[2]この質問の内容はシンプルではあるが、「これだったら、判断と行為が記述できる」と考えて、書きやすく、また読みやすいものを書けることをめざして作成した。

質問：最近あなたが行った看護で印象に残っている場面を取り上げ、その状況を書いてください。次に、その場面で、あなたが考えたり決断したり行ったことをなるべく詳しく書いてください。

しかし、実際にはせっかく書いてもらっても私の知りたい「判断」や「行為」が書かれていない場合もあった。記載されていた内容には「私は毎日業務に追われていて、判断するようなことはありません」とか「思い浮かぶ場面がありません」という回答も多かった。私は「そんなはずはない。看護師はいつも行動しているのだから、そこには何らかの判断があるはず」と考えながらも、この研究方法は適切ではないのかもしれないと考えていた。特に、ベナーのいう「中堅（私は〝熟達者〟としている）」については「この事例はそうだ」と思えることもあったが、ベナーのいう「エキスパート」の実践を示す事例を見つけることができなかった。

長い間、新たな方法が見つからず悶々とした日々が続いた。あるとき、これは十年も前のことなのだが、師長を対象とした研修を担当したとき、いつもと同じように任意での事例の記載をお願いした。すると、松本さんの書いた事例が目に飛び込んできた。その事例を以下に紹介する[3]。

（原文のまま）

左肺 old Tb にて、片肺のみ機能している七十三歳の男性患者Aさんが、今回右肺上葉の肺炎にて呼吸不全となり、救急車にて来院。集中治療室に緊急入院となり、即挿管され一週間後、ウィニングしている状況で内科病棟に転入してきた。肺炎所見は改善傾向である。

PO_2／PCO_2＝90台／60–70台で、循環動態安定。セデーションを切り、ベッド上座位訓練ＯＫ。（ずっと当院外来でフォローしていたが、血ガスは取ったことがなかった。その日は一月十四日で、明日が祭日。ドクターの方針としては次週の月曜日に抜管を予定していたが、午前十一時自己抜管されてしまう。ドクターは再挿管を考えたが、ナースは自発呼吸が良好で座位にてコンタクトがとれ、循環動態も安定しているので、少し様子をみてほしいと交渉する。三十分後、PO_2／PCO_2＝96／72、顔色良好、会話明瞭、循環動態安定で、このまま見守ることとなる。

十六時頃から少しウトウトするが、声かけするとすぐ会話でき、座位にて経過させる。

十八時三十分頃ナースよりナルコーシスになっていると報告あり。病室を訪ねると、起こしても眼球挙上し、返答なし。循環動態安定。冷汗なし。チアノーゼなし。ナルコーシスになっているが、もともと外来でもPO_2は60–70で経過してきているかもしれないし、深呼吸もできるし、一時的に睡眠してしまいPCO₂がアップしたことが考えられた。

ベッド上であぐらをかかせ、背中をたたいたり、マッサージしたり、声かけを二人のナースとし、十分経過したら眼球が徐々に下に降りてきて、問いに対し「はい」の返事がある。名前、場所、年齢は言えない。まだドクターには報告せずに働きかけを続行することにする。二十分後焦点が合い名前も言えるようになったので「民謡を一緒に歌いましょう」と声をかけると「ウン」と返事あり、歌うことで換気を図り、入眠を防ぐことにする。「まつしま～のさ～よ～」と三番までくるともとの状態になり、多弁となり、会話もできるようになった。その後も二曲歌い、ふつうに会話もできるようになり、家族の協力も得て入眠させないようにして、翌朝朝方からは入眠してもナルコーシスにならないようになった。

記述データと語りデータから読みとれること

この事例を読んで「これがもしかしたらエキスパートの実践なのではなかろうか」と考えた私は、この事例を詳細に検討し、それまでと同じ手法で「行為」と「判断」を抽出する作業を開始した。事例の斜字体の部分が特にそうなのだが、「行為」である。観察したこと（斜字体）も含めて、たくさんの「行為」の連続があったことが記述されている。しかし、松本さんがどうしてそのような行為を行ったのかが理解できないという壁にぶつかった。たとえば、「どうして民謡を歌ったのか」「どうしてナルコーシスになったときに医師を呼ばなかったのだろう」などなど、さまざまな疑問が湧き起こった。

そこで松本さんにお願いし、改めてこの事例について話を聞く機会をもった。

その結果、以下のような内容が語られ、その内容について「判断」と「行為」の関係を検討することで、書かれた事例だけではわからなかった松本さんの多くの「臨床知」を知ることができた。つまり「行為」は「判断」を包含しているということであった。「　」内は、私の質問に答える形で松本さんが語った内容である。ここでは語られた内容と私が分析した結果を語られた順序にそって記述してみる。

①「PO_2の変動を詳細に記憶しているのは、印象深い患者だったからだと思う。他の場合でも印象に残る患者は、データや表情などを思い出せることが多い」

なぜ、検査結果を詳細に記憶していたかとたずねたときの松本さんの答えである。このことから、松本さんは判断の裏づけになったPO_2の値を、意図的に把握し記憶していたことがわかる。「他の場合でも印象に残る患者は、データや表情を思い出せることが多い」という語りからは、何らかの理由で印象に残っている患者の場合、よく観察し経過を追ってみていることから、表情やデータのなかから顕著なものをつかみ取り、記憶に留めていることが推測できる。

Aさんがナルコーシスになっていると看護師から報告されたときに、すぐに医師を呼ばなかったのはなぜかという問いには次のように答えた。

②「Aさんについては二日前から抜管できると考え、医師とも話し合い、看護師とも話し合っていた。また、抜管に向けて自力座位をさせたりしていた」

松本さんの病棟では、挿管し人工呼吸器を装着している患者を多数受け入れていた。この病棟の看護師たちは、挿管している患者の呼吸機能が回復し、抜管する方向になったとき、段階的に無理なく抜管でき、自発呼吸がスムーズに行えるよう、リハビリテーションプログラムを作成し、実施していた。

この事例に記載されていることも、そのリハビリテーションプログラムのなかで生じたできごとであった。抜管できるかどうかの基準のひとつとして、自力座位の体位をとれるかどうかがアセスメントされる。Aさんの場合は、抜管前から自力座位を保持することができていた。そこでこの病棟の看護師たちは自力座位が保持できる患者は、自発呼吸も可能であり、抜管しても自力で呼吸ができるということを実際の患者で何例も仮説検証的に検証していた。

そのような背景があって、Aさんが自己抜管したとき、再挿管しなくても大丈夫と判断している。看護師同士でもその状況を共有していたので、松本さんもこの患者が自己抜管したとき、再挿管の必要はないと即座に判断している。

③「冷汗やチアノーゼの有無で呼吸困難の状況を判断するのは、新人時代に出会った重篤な患者から学んだ。それ以降、呼吸困難の患者に出会うたびに確認してきた」

「起こしても眼球挙上し、返答なし。循環動態安定。冷汗なし。チアノーゼなし」と書かれていることについて、なぜこのことを記述したのかという私の問いに対しての松本さんの答えである。呼吸状態を判断する際に、松本さんが用いていた個人的な知識であり、冷汗とチアノーゼの有無が判断に使われている指標であった。松本さんにとって重篤な呼吸状態であるのかどうかを判断する指標でもあり、Aさんがナルコーシスかどうかを見極める指標ともなっている。

④「最初はマッサージや声かけを試みた。これに反応しなければ他の対応を考えたが、挙上していた眼球が刺激で動いたので大丈夫と考えた。LK(肺ガン)の脳メタ(転移)や脳梗塞、透析をして

いる人なら対処法が違った。透析している人は突然脳梗塞になって呼吸困難になったりするので要注意。目が開けるようになり眼球が下がってきたので、『ナルコーシス』という判断で大丈夫と考えた」

松本さんがナルコーシスであると判断し、マッサージや声かけを試みた理由を聞いたことに対する答えである。松本さんが話す「呼吸困難」という言葉の裏側には、多くの疾患の患者をケアした個人的経験があることがわかる。重篤で、再挿管が必要な場合と、マッサージや声かけで様子を見てもいい場合とを識別する知識をもっている。

これはポラニーのいう鑑識眼(4)と考えることができ、質的な差異を見極める玄人の技として理解することができる。

⑤「脳に刺激を与えようとしてマッサージや声かけをした。寄りかかっている状態ではだめだけど、起こしてあぐらをかかせると末梢に刺激がいって、バランスをとらないといけないから脳が刺激される。あぐらをかかせないと膝が伸びて座位にするのが難しい。正座は看護師の力がすごく必要なので、あぐらをかいてもらっている。これはリハビリや嚥下訓練のときも脳に刺激を与えるためにそうしている。この方法は北海道の札幌麻生脳神経外科病院の紙屋克子さんの講演から得

た知識で、その後資料を取り寄せて勉強した」

この内容は、前述したこの病棟における人工呼吸器離脱のためのリハビリテーションプログラムを作成した経過と、その根拠になる理論の適用についての説明である。離脱していく過程で、座位にすることについて、他の病院での実践の成果から本質をつかみ取り、プログラム作成に活用していることがわかる。

⑥「背中をたたいたのは刺激するため。刺激を与えるためとはいえたたくのは心が痛いので、マッサージと組み合わせてやっている。背中をさすったり話しかけたりもする。本人が話すときは手や足をさすっている。落ち着かせる意味もあるし、安心感を与えたいということも考えている。起きていてほしいことについては、事前に患者さんの気持ちを聞いている。『また、管を入れなくてもいいように、頑張ってほしいこと、そのためにはあなたの力が必要なこと、眠くても起きていてもらわなくてはならないけど、いいですか』と聞き、患者さんが『頑張れるから、管を抜いてほしい』と答えたので、そうすることにした」

松本さんはAさんがナルコーシスになっていると判断し、呼吸状態の維持のために覚醒して過ごしてほしいと考え、このように行った行動を説明した。刺激することで覚醒し起きていてほしいのでとった行動ともいえる。また，「起きていてほしい」ことについては，Aさんに意図を伝えたうえでその気持ちを確認しており，Aさんの気持ちにそって支援していることがわかる。

民謡を歌ったのには意味があったのですか，という私の問いには，次のような答えが返ってきた。

⑦「民謡を歌ったのはとっさのこと。この少し前にデイルームで民謡のカセットを流していたとき，Aさんがそのメロディに反応したような気がしていて，そのときの民謡を歌ってみた。私は歌は好きではない。でも病棟には民謡のカセットをおいていて，好きだという老人には聞いてもらっている」

松本さんによると，女性であれば，世間話することが多いが，高齢の男性の場合，世間話は好まないという傾向があると感じている。そこで，とっさに民謡なら歌ってくれるのではないかと考えて歌った。民謡を歌ったのは初めてかもしれないと話している。Aさんは歌を歌うことが自分にとって必要なこととわかっていたので，協力し頑張って歌っている。

松本さんがインタビューに答えてくれたことによって，私はこの事例の背景に，事例には書かれていないさまざまな状況があって、松本さんの経験や知識があることを具体的に理解することができた。ポラニーも「人間は語れることができる以上に多くのことを知ることができる」[5]と述べているが、そのことの意味を実感したインタビューであった。

以上のことから、記述された事例に関するインタビューを行い、その場の状況を詳細に語ってもらうことで、その場面で看護師が行っている判断や行為がよりリアリティをもって描き出されることがわかった。

出来事と、その出来事についての記述と、記述をもとにした語りの関係を図に示した(図1)。また、松本さんのなかで、Aさんへのケアが生まれた経緯についても図式化を試みた(図2)。

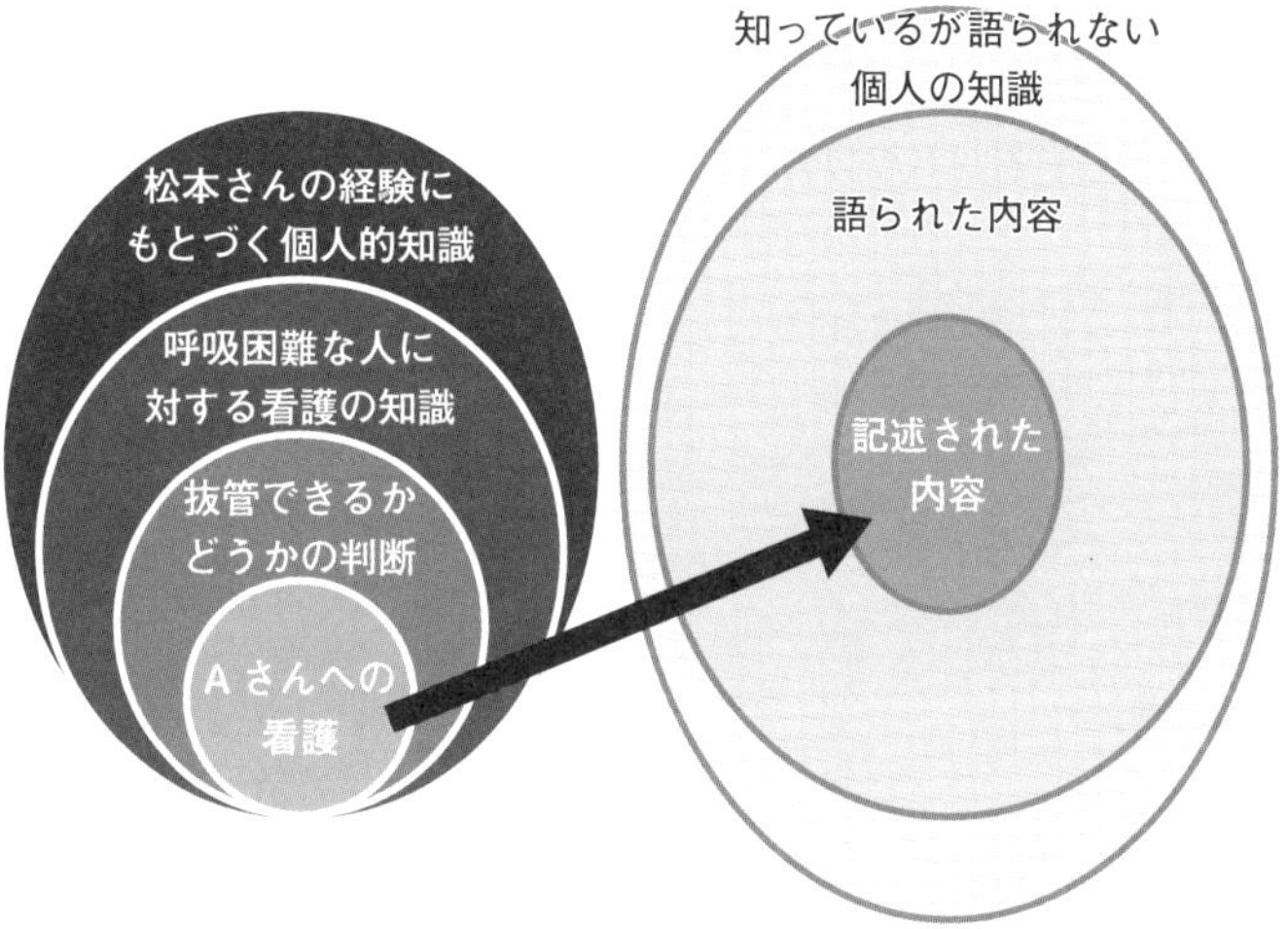

図１　エピソードと記述と語りの関係

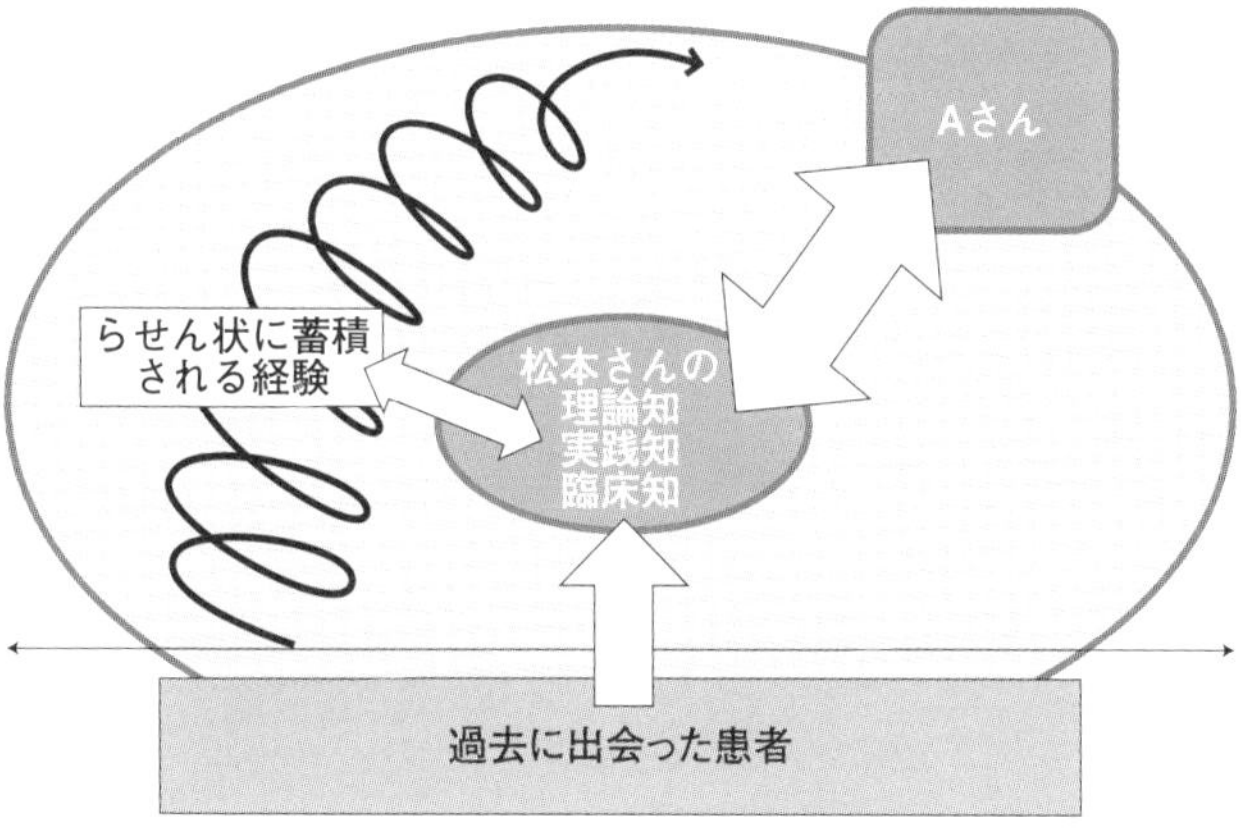

図２　松本さんのＡさんへの実践の形成過程

書かれた事例と語られた内容から見出すことのできた、看護師が臨床で用いている『知』の特徴

その後私は、松本さんの協力を得てたどり着いたこの研究方法を整理し、洗練し、博士論文のデータ収集の際に新たな方法論として適用を試みた。新たな試みとしては、「語り」の際に時間軸にそってその状況を話してもらうようにした。東京都内にある総合病院の内科病棟に勤務する看護師さん十六名に、この研究に参加してもらった。以下に述べるのは、そのときの研究から導き出された成果である。

この研究過程で看護師によって記述され語られた内容は、臨床知ではなく看護師が臨床で用いている『知』という表現をしている。使い分けている理由は、「臨床知」は看護師がその状況で用いている知識が概念化された場合の用語として考えているので、いまだ混沌とした、そして未来へと開かれていく可能性のある『知』については、看護師が臨床で用いている『知』として区別しているためである。

これらの状況のなかで用いられている多様な『知』を、点がひとつながりになって線となるように体系化していくことが臨床知の体系化につながっていくのだろう。

研究結果として、看護師が臨床で用いている『知』には、「閉ざされた『知』」、「相互作用

の『知』」、「関わりの『知』」の三つのパターンがあること、そしてそれぞれのパターンには、異なった様相をもつ、看護師の「存在の仕方」「意味の捉え方」「関心のあり方」があった。

閉ざされた『知』

クライアントとの交流が少ない看護師

ここでは患者およびその家族を、クライアントと表現することにした。

看護師が「閉ざされた『知』」を用いる場合、看護師の身体はその場に存在しているが、クライアントとの交流が少なく、看護師はクライアントの示しているさまざまな言語的・非言語的な行動によって自己が揺らぐことはあっても、自分自身の考えや感情にもとづいて行動している。つまり「行為」と「判断」はそれぞれ独立している。「判断」はクライアントの反応で揺らぐが、新たに吟味されることはなく、あらかじめもっている看護計画にもとづいて行われる「行為」である。

この『知』を用いている場合、看護師はそこで起きている現象を一つの固定した意味合い

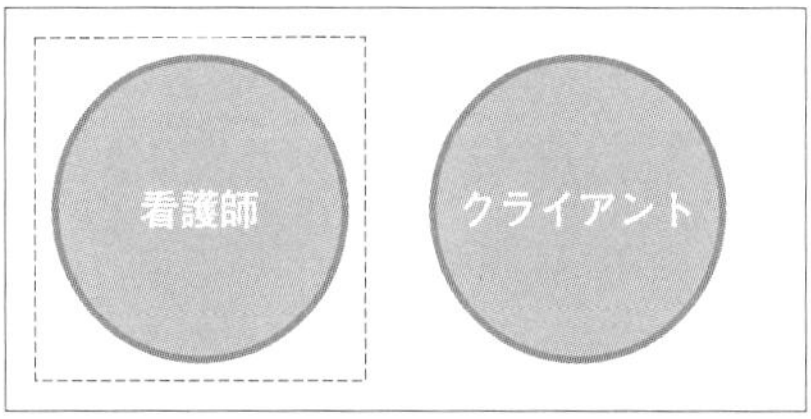

図3　閉ざされた『知』　看護師とクライアントの状況

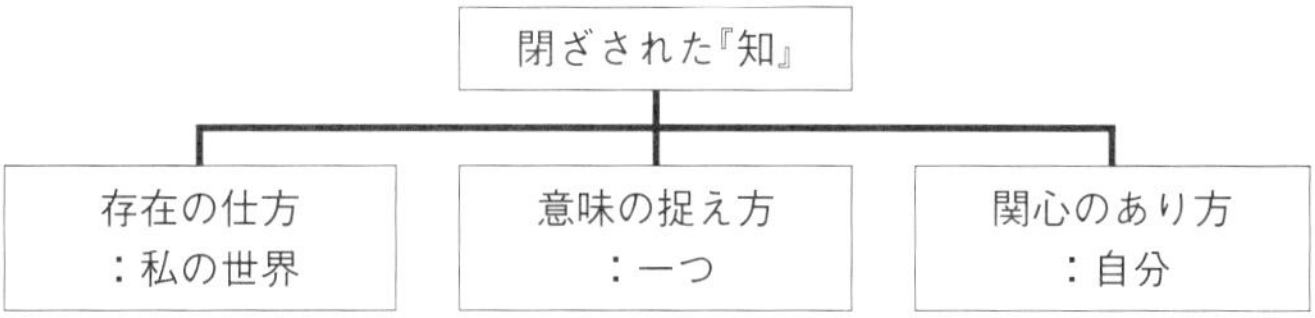
閉ざされた『知』
存在の仕方
：私の世界
意味の捉え方
：一つ
関心のあり方
：自分

図4　閉ざされた『知』

で一義的に捉える傾向があり、クライアントとの関わりのなかで自身の行動を調整するのではない。つまり、この『知』を用いるとき、看護師はクライアントとの交流が少ない「私の世界」に存在し、そこに起きている現象の意味を「一つ」の見方で見ており、「関心は自分」に向いている。「閉ざされた『知』」を表わしていたと考えられたのは、四人の看護師で、新人が二人のほか、今までのやり方ではクライアントの気持ちがつかみ切れず葛藤している看護師、経験を積んできたが看護をしていく上での壁にぶつかり、患者中心に考えられない状況にある看護師であった。そのときの状況を**図3**に示した。

　ここでは二人の看護師によって記述され語られた内容と、「閉ざされた『知』」の特徴について、「存在の仕方」「意味の捉え方」「関心のあり方」という側面から述べることとする（図4）。

勝又さんの場合：夜間に訴えの多い老人への関わり

勝又さんは、新人看護師として内科病棟に就職し、七か月たったところであった。質問紙に記載された「印象に残る場面」は以下の内容であった。

現在はまだ新人であり、先輩の看護師について看護行為を行うことが多く、一人で判断して行うことは少ないため、あまり印象に残るような場面がありません。あまりないそのなかで、私が印象的だったのは、患者さんの近くにいて手を握ったりさすったりすることで、患者さんが落ち着いたりすることがあったことです。

これを書いた二か月後、勝又さんに「印象に残っている場面」に関して、語ってもらった。それは以下のような内容であった。

学生時代とは違い、就職するとやらなくてはいけない業務が多く、今までは検温や観察を毎日ロボットのようにやっていました。ここに書いたのは、不穏の患者さん（Bさん）のことで、その人は入院してきたときには普通の人でしっかりしていた患者さんだった。職場に入ったばかりのことで疾患名は覚えていないが，状態が悪くなって夜間に訴えが多くなった人だった。

そのとき「それはこうこうだから大丈夫ですよ」「いまこの薬を使ったからよくなりますよ」と説明しながら，「なんでこんなにしつこいのだろう?」と思ってしまった。普通の痴呆に見られるような明らかな不穏ではなく，少し不穏のようになっていただけだと思うが，それがわからなくて，「大丈夫ですよ」と押しつけていた。そのようにしても全然落ち着かないので「どうしてだろう」と思っていた。自分もいっぱいいっぱいで，Bさんからの訴えも多くて，どうしていいかわからなくて，「大丈夫です」ばかり繰り返して，「薬はこれを飲んだから大丈夫です」「検査も明日するから大丈夫です」と言ったが，Bさんは落ち着かず，「何で私の言うことをわかってくれないんだろう」と思っていた。

そこに先輩看護師が来て，「うん，大丈夫よー」と話を聞き，手をさすったり握ったりしながらそばにいたらBさんが落ち着いてきて，はっとするような思いがあった。自分も必死だったが，こんな些細なことでも落ち着くのなら，私は重要なことを見逃していたのだなと思った。先輩看護師の関わり方を見て，私がしたのは押しつけだったのに対して，先輩は受容的であり，その不穏の状態を受け止めていたことがわかった。

その後，その先輩看護師から「呼吸不全の患者さんは，呼吸苦からくる不安で，せかせかし神経質になる人が多いこと，それで夜間のコールが多くなったり，今は呼吸が苦しくなくてもまた苦し

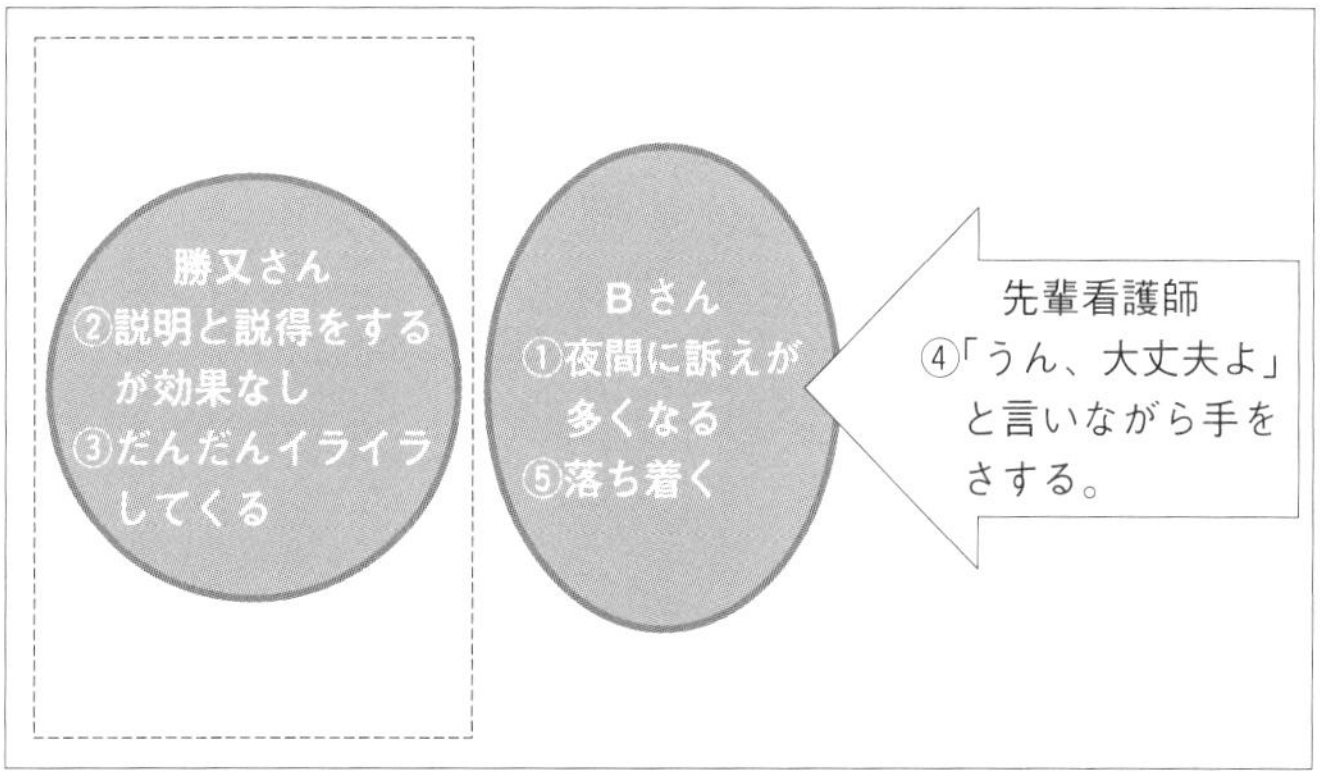

図5　閉ざされた『知』　勝又さんとクライアントの状況（第一の場面）

くなるんじゃないかという不安からどんどん呼吸が苦しくなること、そのために速迫した呼吸になるという精神状態があること」を聞いて理解できた。勤務していたのは、呼吸器の病棟なので呼吸不全の患者さんが多く、よく見ていると、特に夜に老人の方が一人で寝ていると不安になるという気持ちがわかったので、そういうときはどうしたら安心するかを考えて、夜勤をするようになった。そうしていると、夜間に不安のために訴えの多い人がいたので、そばにいて手を握ったりさすったりしてみると、落ち着いたことがあった。

図5は、勝又さんとクライアントのなかで起きていたこと、そして先輩看護師が行ったこととクライアントの変化を表わしている。図のなかの番号は時間経過を示している。

勝又さんは就職した頃のことを、九か月経過した時期に話すことで、成長した自分を自覚していることが理解できる。勝又さんによって語られている場面は二つあり、最初の場面は勝又さんの関わりが功を奏さず、勝又さんがイライラしてきた場面（①、②、③）で、そこに先輩が来て、関わり方を示し、クライアントは落ち着きを取り戻す（④、⑤）。それを目の当たりにし、しかもその後、先輩から関わりの意味を説明され、納得した勝又さんだった。

第二の場面は勝又さん自身が先輩を模倣した関わりをし、功を奏している。

ここではこの二つの場面で起こった状況を説明する。【　】は「閉ざされた『知』」を表わすものとして先輩看護師の行ったことを模倣した場面で用いた『知』を抽出した言葉である。

●判断と行為：【説明と説得】から【そばにいて手を握る】

第一の場面で、「入院時は普通の人だったが、夜間訴えが多くなり、不穏と思える」患者に対し勝又さんが行ったことは、『それはこうこうだから大丈夫ですよ』『今この薬を使ったからよくなりますよ』という自分の【説明】を押しつけ、その説明で患者の変化がないのでさらに畳みかけて【説得】するという「行為」である。勝又さんが説明した意図は、「落ち着いてほしい」ことであると考えられるが、実際にはBさんに関する「判断」には至っておらず、訴えの内容について答えていくという方法をとったのではないだろうか。しかし、「大丈夫ですよ」「薬はこれを飲んだから大丈夫です」「検査も明日するから大丈夫です」と説明してもBさんの訴えは変化せず、勝又さんは「どうしていいかわからなくなり」「自分もいっぱいいっぱいになり」「苛立ちを感じて」いる。ここでは患者の状況が説明しているのに訴えがなくならないことから【混沌】としてしまい、【否定的な感情を惹起】されている勝又さんがいる。勝又さんが「苛立ち」を感じていたときに先輩が部屋に入ってきて、勝又さんとBさんの様子を見て、その後Bさんのそばに座り、「大丈夫ですよと言いながら、手を握ったりさすったりし」、その結果Bさんは落ち着いた。その状況を見た勝又さんは、「自分のしていたことは押しつけだった」「先輩はBさんを受け入れている」と感じ、はっとさせられている。その後、先輩からBさんのような人が不安になる理由を聞き納得した勝又さんは、「夜勤のときにそういう人がいたら、先輩のようにやってみよう」と考えていた。

第二の場面は、その後のある夜勤のときのことであった。夜になり訴えの多い患者さんと出会ったとき、勝又さんは第一の場面で体験したことを生かし、そのときの先輩と同じように【そばにいて手を握ったり】さすったりしてみた。そうすると、患者さんが本当に落ち着き、そのことから「自分もこんなことができるようになった」と感じている。

この二つの場面で、勝又さんはそれぞれ「判断」と「行為」をしているが、二つの場面での

「判断」と「行為」の関係を考えると、どちらの場面でも「判断」にもとづいた「行為」をしていることがわかる。第一の場面では関わった結果、その関わりの効果が実感できず、勝又さんに苛立ちを生じさせている。これはこの場面では、勝又さんは「不安があると訴えが多くなり、不安のために呼吸数が増加する」という知識を知らないため、判断はBさんの状況を汲み取ることなしに行われており、そこでの行為にはBさんのその状況が反映していないために、勝又さんと患者との間に接点がなく、関わりの効果がなかったと考えられる。これは「就職したばかりの頃」のことで、患者の理解の仕方が浅く、特徴的な側面が捉えきれずにいたことが推測される。そのためか、行為としては、訴えに対し説明するという方法をとっている。また、その根拠は語られていないことから、「この人の場合はこうすればよい」という暗黙知はないまま行動をしていたと考えられる。

しかし、第二の場面では、先輩看護師の行動を見てその意味づけを聞いた経験が生かされている。先輩の関わりとそのときの先輩の考えを聞き、納得できた勝又さんは、そういう患者さんがいた場合には先輩と同じように関わってみようと考え、夜勤をするときに患者さんを気をつけてみるようにした。そして実際に同じような状況にある患者さんに対し、先輩と同じように「行為」をし、そのことで「患者さんが落ち着き」、関わり方の成果を実感することができるようになっている。

●【存在の仕方：相手との交流が乏しい世界―ロボットという隠喩】

勝又さんによって語られた体験は、学生時代は受け持ちの患者のことを一生懸命考えていたが、就職してからは考えられない状況になっていたこと。勝又さんはそのような自分を、「毎日ロボットのように検温や観察をしていた」と語っている。【ロボットのような私】という言葉はここでは隠喩として使われており、相手の状況や言動から何かを感じ取りながら仕事をするのではなく、機械的に検温をし、必要な観察項目をチェックしている状況を表現していると考えられる。そしてロボットのように仕事をしていた自分が、「だんだん一般的に毎日行う業務を覚えてくることで、患者さんが入院したときに、この患者さんはこういういう経歴があって、もともとの性格もこうだからこうなんだね、と先輩たちが話していることを、自分も一緒になって考えたりすることができるようになった」と変化していることを自覚している。

●【意味の捉え方：入院時の患者像で見る】

勝又さんは、「入院時は普通の人なのに、夜になると訴えが多くなる」Bさんを、「痴呆ではない」と思いながらも対応の仕方がわからず、【説明と説得】をするという方法を選択している。一方、先輩の看護師の捉え方は、「呼吸困難のある患者さんで、夜間になると呼吸苦が出るのではないかと思い、不安になって呼吸が促迫することがあるために、夜間の訴えが多くなっている」のだが、勝又さんには【どう理解してよいかわからない混沌とした状況】になっていて、一人のクライアントをさまざまな側面から見ることはしていない。これは「自分自身が言われたことをこなすのに精一杯で、それでもまだわからないことがあるのに、毎日検温をして、患者さんの状態を見て、精神状態を見てという余裕がない」という状態にあったことから起きていると考えられる。

●【関心のあり方：自分の思うような変化を期待している自分】

勝又さんは、当初「夜間に訴えが多くなった」相手に対し、「それはこうだから大丈夫ですよ」「今この薬を使ったから大丈夫ですよ」と、相手が落ち着くことを期待して関わっている。このときの関心は相手の「訴えが多くなった」行動を見ることによって引き起こされている。勝又さんは説明することで相手が落ち着くだろうと期待し説明をするが、相手は変化せず、勝又さんが期待していた反応と異なる反応を相手が示したことで、勝又さんの気持ちが動揺し【否定的感情の惹起】があり、「何で言うことをわかってくれないんだろう」という気持ちになり、さらにその気持ちは「どうしてこんなにしつこいんだろう」と変化し、相手への関心は消失し、自分の気持ちに関心が移っていると考えることができる。

大山さんの場合：業務に追われ、クライアントと交流できない

大山さんは、臨床経験五年目の看護師である。大山さんが記述した「印象に残っている場面」は以下のとおりである。勝又さんとは異なり、仕事に慣れるとともにたくさんのことをマネジメントしなければならず、そのなかでクライアントに親身に関われない自分を責めている状況が描かれている。

今まで大病をしたことがなく、日々忙しく仕事をされていた方が、急に手足に力が入らなくなり、一人で起きるのが困難となった、ギランバレー症候群のCさんについて書きます。働き盛りであり、重要な社会的ポストで仕事をしているとともに、小さい子どもをかかえた男性です。すごく皆に気をつかって、なるべく一人で何でもしたいと日々努力されています。そんなCさんが、突然声を荒げ、「早く一人で立って歩きたい」と言ったとき、初めてCさんのイラ立ち、つらさをわかった気がしました。毎日、検査、治療のとき以外はベッドにいることが多く、動いても病棟内を何周かする程度という生活で過ごされています。何のはり合いもなく、日々を過ごしているCさんの容姿は、ひげボウボウ、髪はベッタリ、足はかさかさと、いかにも病人という姿でした。そこで、気分転換を兼ね、洗髪、ひげそり、足浴と話す場をもち接しました。Cさんは、『久しぶりに気持ちがいい、

ありがとう』など穏やかに声をかけてくれました。日々仕事に追われ、患者さんのつらさに気づかず過ごしてしまうことが多くなっている現在、初心に返り、患者さんの心を考えてケアした場面でした。これからも、この気持ちを忘れず看護していきたいです。

「業務が忙しく、患者中心に考えられなくなっていたときに、ギランバレー症候群のクライアントとの関わりで初心に帰れた」ことが記述されている。その二か月後、私がこのことについてインタビューをすると、「あのときは業務にゆとりがあったので、ケアをすることができたが、今は業務が忙しくてできない」と話した。大山さんは今の自分について以下のように話している。

患者さんを中心に親身に考えられたのは、一～二年目ぐらいだと思います。そのときは、真剣にがむしゃらに、一生懸命にやっていました。

三年目になると、だいたいの流れがわかってくるのと、後輩ができてきて指導をしなくてはいけないのとで、そのへんから仕事に追われ始めたと思います。ナースステーションにいても、ナースコールと電話は必ず鳴っていて、ドクターに相談したり指示をもらったり、細々した業務があって本当に苛立ちながらやっていて、まったく余裕がないなというのが現状です。点滴も内容を確認しながらやっていると業務が中断されるのでイライラして、患者さんのところにナースコールで呼ばれて行っても、苛立ちが顔に出ているのが自分でもわかります。そういう緊迫した感じというのは、やっぱり患者さんにもわかると思うんです。だから、「忙しそうだから後にしようかな」って、いけないとは思うけれど、態度に出ているのが自分でもわかります。それが今ですね。

それと、受け持ちがいるのですが、夜勤ではほとんど関われずに、日勤でしか接することができないことがあります。夜勤が多い場合には、ほとんど会話もしないうちに何日か過ぎているという状態なので、患者さんの状態がいまいち把握できていないところがあります。

新人時代は大変でしたが、先輩との人間関係もすごくよくて、恵まれていて、つらいときもありましたが、そういうときは同期と遊びに行ったり、先輩たちも一緒に遊びに連れて行ってくれたりしたので、大変ながらもなんとかやってこられたのかなというのはあります。

五年目ぐらいになってくると、仕事も見えてくるし、ちょっと精神的にも、身体的にも疲れが出てくる時期で、すごくいろいろ考えるんです。私が最初にやりたいと思っていた看護は、一人ひとりの患者さんと、なるべく時間をかけてゆっくりお話ができる環境を作りたいということで、それが看護観でしたが、それがまったく今はできていない状態なので、一回仕事をやめて考えようと今月でやめようと思っています。結婚退職というかたちですけど。少し休んで、しばらく考える時間をとって、自分でも今後の生活を考えて、この仕事が本当にやりたいのかどうか考えたいと思います。

今、ちょっとわからなくなってる状態なので。患者さんと話したりするのはすごく好きなのですが、もっとゆとりをもってじっくりできる仕事をやりたいというのが今の気持ちです。よかったことというのは、患者さんとのふつうの話のなかで、「ありがとね」とか言われると、「ああ、よかったなあ」というのがありますし、食事介助とかをしていても、患者さんと話しながら、ゆっくり関われる時間というのがもてたときは、「ああ、この仕事をやっていてよかったな」というのはあります。

大山さんは、「一人の患者さんと時間をかけてゆっくり話したい」という看護観をもっていたこと、「ゆっくり食事介助をしているときは、この仕事をやっていてよかったな」と話している。ここでは、業務の忙しさに苛立ちを感じている大山さんと、「ゆっくり話をしたい」と考えてきた大山さんが同時に存在しており、そのことが大山さんの葛藤になっていると考えられた。記述された場面を第一の場面、語られた内容を第二の場面として考えた。

大山さんは第一の場面では、Cさんとの交流があり初心に戻れたと記述していた(図6)。しかし、第二の場面では個々のクライアントに関心を向けられなくなっている自分を感じていた(図7)。第二の場面について考えてみたいが、大山さんの場合は一年目の頃は先輩

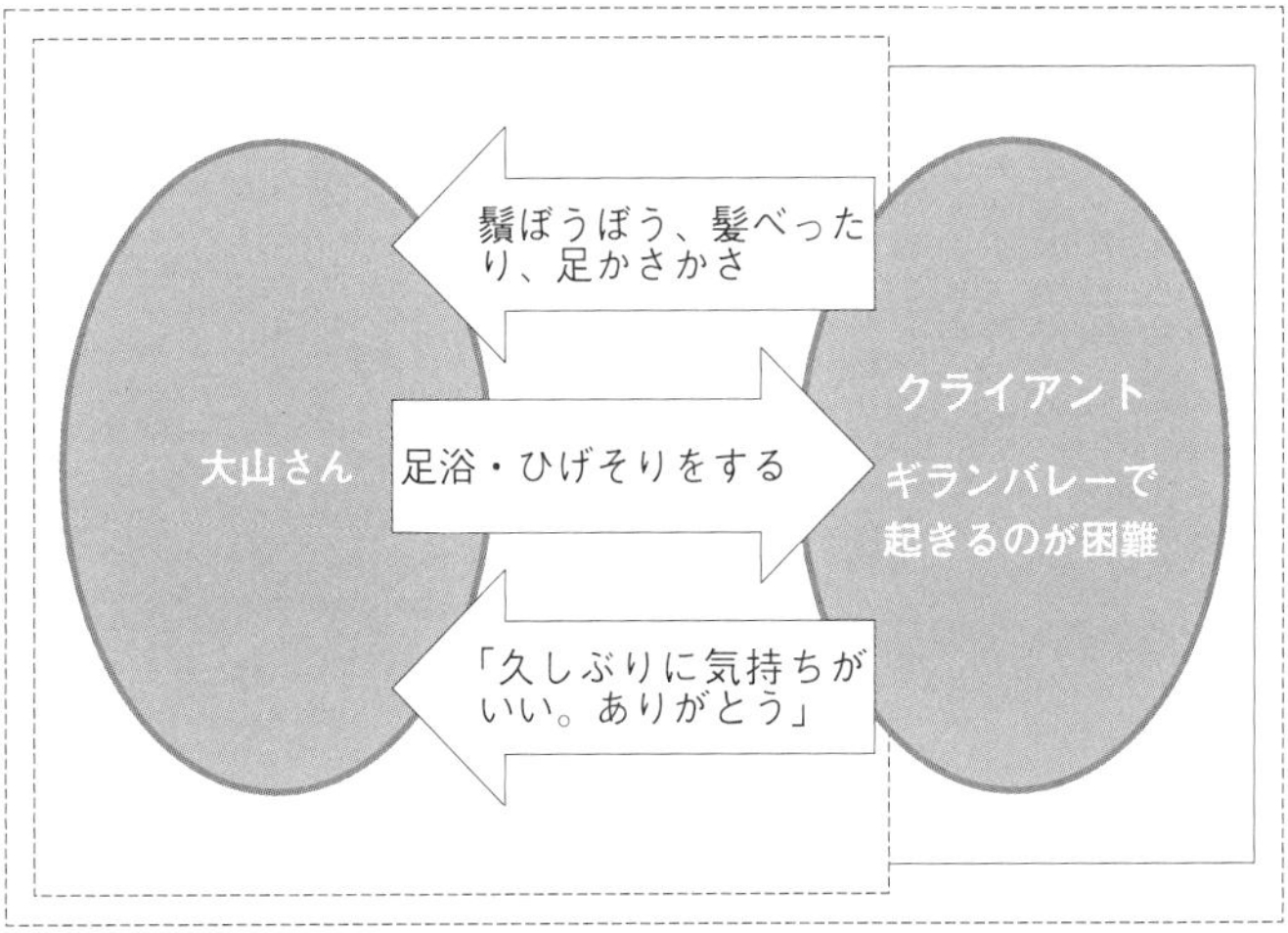

図6　閉ざされた『知』　大山さんとCさん（第一の場面）

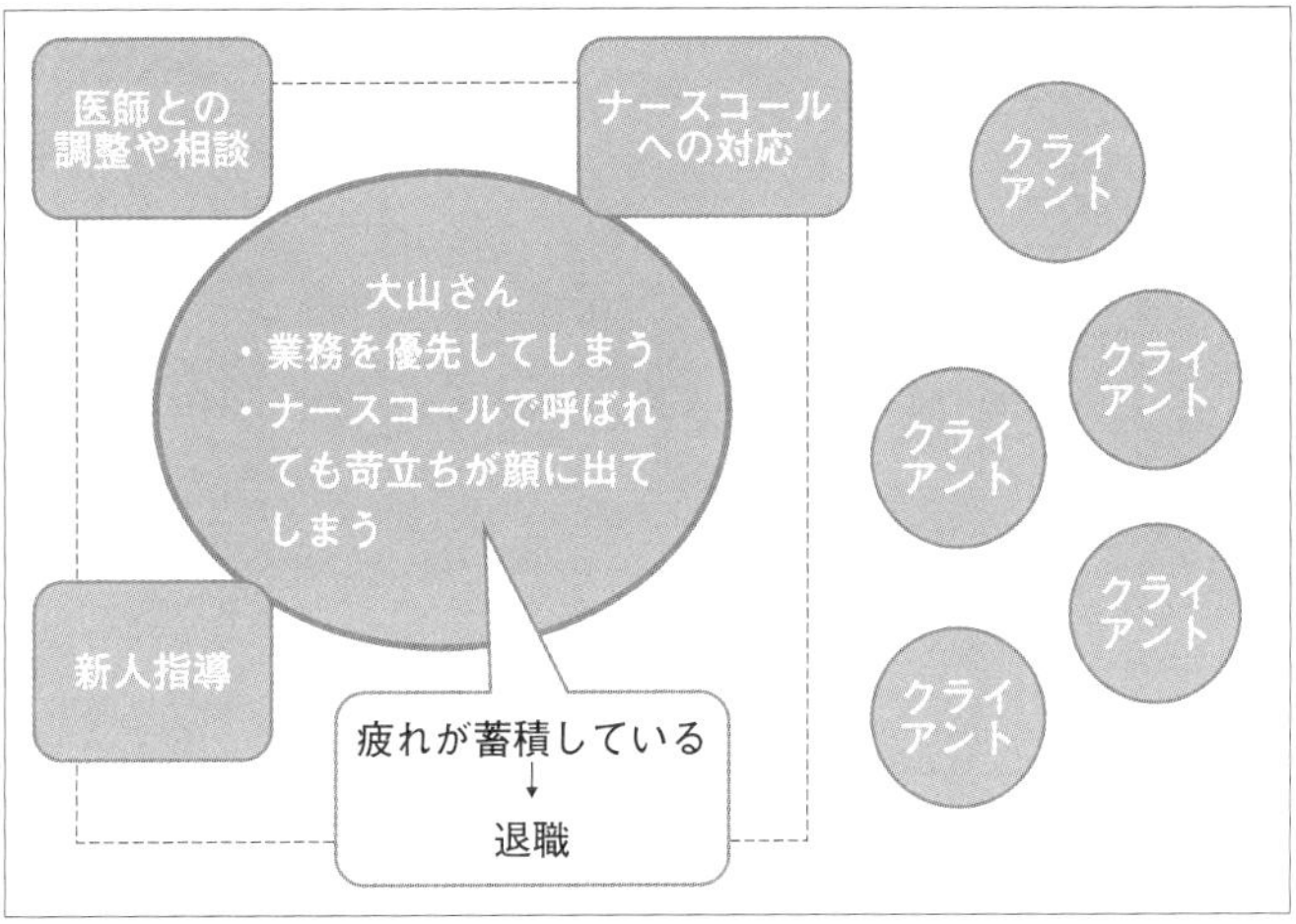

図7　閉ざされた『知』　大山さんと患者さんたち
（第二の場面）

に支えられながら大変ではあったが、充実した仕事ができていたとふり返っている。五年目になった今、当初「患者さんとは時間を作ってゆっくり話したい」と考えていたが、できない自分に苛立っていることが理解できる。「こうしたい」という気持ちがあるだけにできない自分にジレンマを感じているのではないだろうか。

●判断と行為：【凝縮されたケア】と【関わりを断つこと】

大山さんは、事例を書いたときと今は気持ちが違うと話している。ここでは第一には事例を書いたときの大山さんの「判断」と「行為」に焦点を当てて分析し、その後、大山さんにとって「今」がどのような状況なのか、事例を書いたときと何が変化しているのかに焦点を当てて分析を行った。

大山さんは、事例を記載した場面を「初心に返り、患者の心を考えてケアした場面でした。これからもこの気持ちを忘れずに看護していきたいです」と記述している。五年目になり、業務を中心に考え、「患者のつらさに気づかず過ごしてしまうことが多くなっている現在」をふり返り、気持ちも新たに看護をしていこうという気持ちが窺える。

しかし、二か月後のインタビューのなかでは、最初に「このときの気持ちとは変わってきています」と話し、今は「業務の流れをやらなくてはと考え、患者さんのことは合間合間にやろうという姿勢がある」と、自分をふり返っている。大山さんにとって、「患者の心を考えてケアすることが、とても大事だ」と思っているのに、業務を中心にやらなくてはならない状況で、気持ちのなかに【葛藤】と【苛立ち】が生じている。「点滴一つでも何度も確認しなければならない」「ナースステーションはナースコールと電話がいつもなっていて」「呼ばれても苛立ちが顔に出ているのが自分でもわかる」と話しているが、大山さんがそのことをよしとしているのではなく【ゆとりのなさ】を認識し、そういう自分に【自己嫌悪】すら感じていることが読みとれる。

そのような状況で仕事をしている大山さんにとって、Cさんとのこの場面での「判断」と「行為」は、どのようなものであったのだろうか。Cさんは「ギランバレーで筋力が低下しているが、なるべく一人で何でもしたい」と努力している患者さんで、「言葉を荒げることはなかった」。そのCさんが、検査に行くために大山さんの援助を受けてベッドから車椅子に移乗し、その後大山さんとエレベータを待っているとき、突然声を荒げて「早く一人で立って歩きたい」と叫んだのである。

大山さんは「はっとして」「ただ介助をしていた」自分に気づいている。大山さんの「判断」を考えると、介助してベッドから車椅子に移乗していたときには、「検査に連れていこう」

という意図に導かれて，機械的に声をかけていたのかもしれない。大山さんは，Cさんの気持ちを「看護師さんに毎回迷惑かけてごめんね」という気持ちがあったと思うと話しているが，Cさんは大山さんの振る舞いから「迷惑をかけて悪いな」と感じていて，介助している大山さんもそれを敏感に感じ取ったのではないだろうか。

「はっとした」大山さんは，改めてCさんを見るのだが，そこには「何の張り合いもなく，日々過ごしている彼がおり」「容姿はひげはぼうぼう，髪はべったり，足はかさかさ」という姿のCさんを発見したのであった。これも，「日々過ごしている彼」を見ていた大山さんだったから表現できたことである。大山さんは決して見ていないわけではなく，Cさんのことが気がかりであったと考えられる。「そこで，気分転換を兼ね」とあるように，即座に洗髪，ひげそり，足浴をしている。

大山さんがここでどれくらいの時間を要したのかは語られていないが，大山さんにとってもCさんのケアに専念した充実した時間だったと考えられる。ここでの大山さんにはゆとりがあり，この対応は，大山さんの五年間の経験が【凝縮されたケア】だったと考えられる。

一方，今の大山さんはゆとりのない状況で，クライアントとの【関わりを断つこと】で対処していると考えられる。大山さんの語りのなかで，「ゆとり」という言葉が異なる意味合いで語られている。一つは事例を書いたときのことを「このときはゆとりがあった」としていること。おそらく業務が比較的落ち着いていて、時間的に余裕があったことを表現しているのであろう。そしてもう一つは、一年目の頃を「患者さん第一に考えてお世話したいというのがあり、日々仕事に追われていましたが、ゆとりというか、真剣に、がむしゃらに、一生懸命という感じでやっていたかな」とふり返っていることである。大山さんには、業務中心で「患者さんのケアは合間合間にやっている」今の自分を、仕事をがむしゃらに真剣にやっていてもゆとりがあった一年目と対比して、異なる意味で「ゆとり」という言葉を使っているのではないだろうか。

●【存在の仕方：業務に振り回され相手との交流がない世界】

大山さんは、自分は【業務中心】で動いていて、患者の気持ちを考えるゆとりがないと感じている。他の「閉ざされた『知』」を記述している看護師とは異なり、自分で意識的にクライアントとの【距離をとる】ようにしている。

●【意味の捉え方：クライアントを見ようとしない】

大山さんは今の自分の状況を「学生の頃だったら、一人の患者さんといられたので、細かいところまで気づいていたんですけど、みんなを見なきゃいけないということがあると、一人の患者さんに関わっている時間が五分、十分しかない」と捉えている。

大山さんが語ったのは、業務に追われていたとき、ギランバレー症候群でセルフケアが困難な患者が「早く立って歩きたい」と声を荒げたときに、患者を見ていなかった自分に気づき、足浴やシャンプーをしたことであった。そこで行われたのは五年間の経験で培った【凝縮されたケアの体験と日常とのギャップ】だったのであろう。「患者さんは毎日ベッドで寝ているわけで、精神的にいろいろ考えますよね。そういうときに少しでも話ができたり、清潔面のことを気遣うだけでも気分転換になってよかった、と言っていただけた」とそのときのことを話している。しかし、日常は業務に追われ、「ナースコールを聞いても苛立ちを感じてしまい、その表情で患者のところに行くので患者にも伝わると思う」と【自分を責める】ことをしていた。大山さんは業務をかたづけるために、患者のおかれた状況を見ないようにしているのではないだろうか。しかし、ときどきふとした患者の言動に、学生や新人時代の自分を思い出し【ジレンマ】を感じていることがうかがえる。

●【関心のあり方：自分の忙しさ】

大山さんは、患者はさまざまな思いで病院での生活をしていることはわかっているが、経験を積むなかで業務における責任が広がり【ゆとりがない】こと、複数の患者を見なくてはならず、【葛藤】を感じ自分では心を込めたケアはできないと考え、患者には関心を向けないようにしている。しかし、大山さんは心を込めてケアをした時代を回顧し、【自己嫌悪】に似た感情を体験している。

以上の二人の看護師によって記述され語られた内容から、勝又さんは新人看護師として懸命に仕事をしているが、知識や経験が少ないためにクライアントの背景や訴えていることとの真意がつかみ切れず苦しい時間を過ごしていた。また大山さんは、経験はもっているものの業務に流されてクライアントとの時間をもてないことに苦しんでいた。それぞれが、現状に満足せず、目標をもっているからこそ悩んでいると考えられる。

ここで抽出された『知』は、「閉ざされた私(勝又さん、大山さん)の世界」で用いられ、そこで起きている現象を「一つの視点から」捉え、「関心が自分に向かっている」という、「判断」と「行為」で特徴づけられていた。これらの特徴は、他の二つのパターンの『知』と比較することで明らかになったものである。他の二つのパターンでは、自分と患者やそのほかの人たちとの自由で開かれた関係があり、そこで用いられている「判断」と「行為」があった。それらとの対比で考えたとき、このパターンで用いられている『知』は、「閉ざされた『知』」

と命名することができた。

存在の仕方、意味の捉え方、関心のあり方についてまとめると次のようになる。

存在の仕方：「閉ざされた『知』」を用いるとき、看護師は「毎日ロボットのように検温や業務をしていた」「仕事のやり方そのものがわからない」「どう関わってよいのかわからない」「業務に振り回されていいてナースコールで業務が中断されるといらいらする」「何を話しても反応がない患者さんに困惑し無力感を感じる」「業務を優先したいと考えクライアントとの関係を断ち切る」という内容を表現していた。このことから、この『知』を用いるとき、看護師は身を固く緊張させ、身構え、クライアントを受け入れられずにおり、クライアントと自分が自由に存在する場ではなく「私の世界」にいると考えられる。

意味の捉え方：「その場面で自分が知覚したことだけを手がかりに意味を捉える」「自分の期待やものの見方から意味を捉える」「自分のおかれている状況にとらわれクライアントの言動の意味を受け止められない」状況でその場にいるため、その場の状況を一方向からしか捉えることができない。このような『知』を用いるとき、看護師は自分を生かした仕事をしているとは感じていない。

関心のあり方：「クライアントの今の様子に視点を向けるが、意味を捉えきれない」「自分を受け入れてくれる相手に対しては関心を向けるが、そうでない場合は近づくことができない」「自分の関心から相手に関わる」「自分の業務を進めることに関心が向いている」など、関心がクライアントに向かうのではなく、自分の感情に向かっていたり、クライアントが関心を向けてくれることでクライアントへ関心を注いでいる。

相互作用の『知』

「閉ざされた『知』」を用いる看護師と違ってこの「相互作用の『知』」を用いる看護師の場合、看護師はクライアントとの開かれた世界に存在し、クライアントの状況を時間の経過のなかで捉え、看護師とクライアントとの相互作用のなかで「判断」し、「行為」をしている（図8）。

「相互作用の『知』」を用いる場合には、そこに至るまでに三つの「看護師―クライアント」関係成立のプロセスがある。

第一は、この『知』が用いられる以前から看護師とクライアントの開かれた関係ができている場合である。多くは「相性がいい」とか、「最初から普通に話せた」と表現される。しかし、よくよくその場の状況を吟味すると、後述する第二、第三のようなプロセスが存在していることが多い。

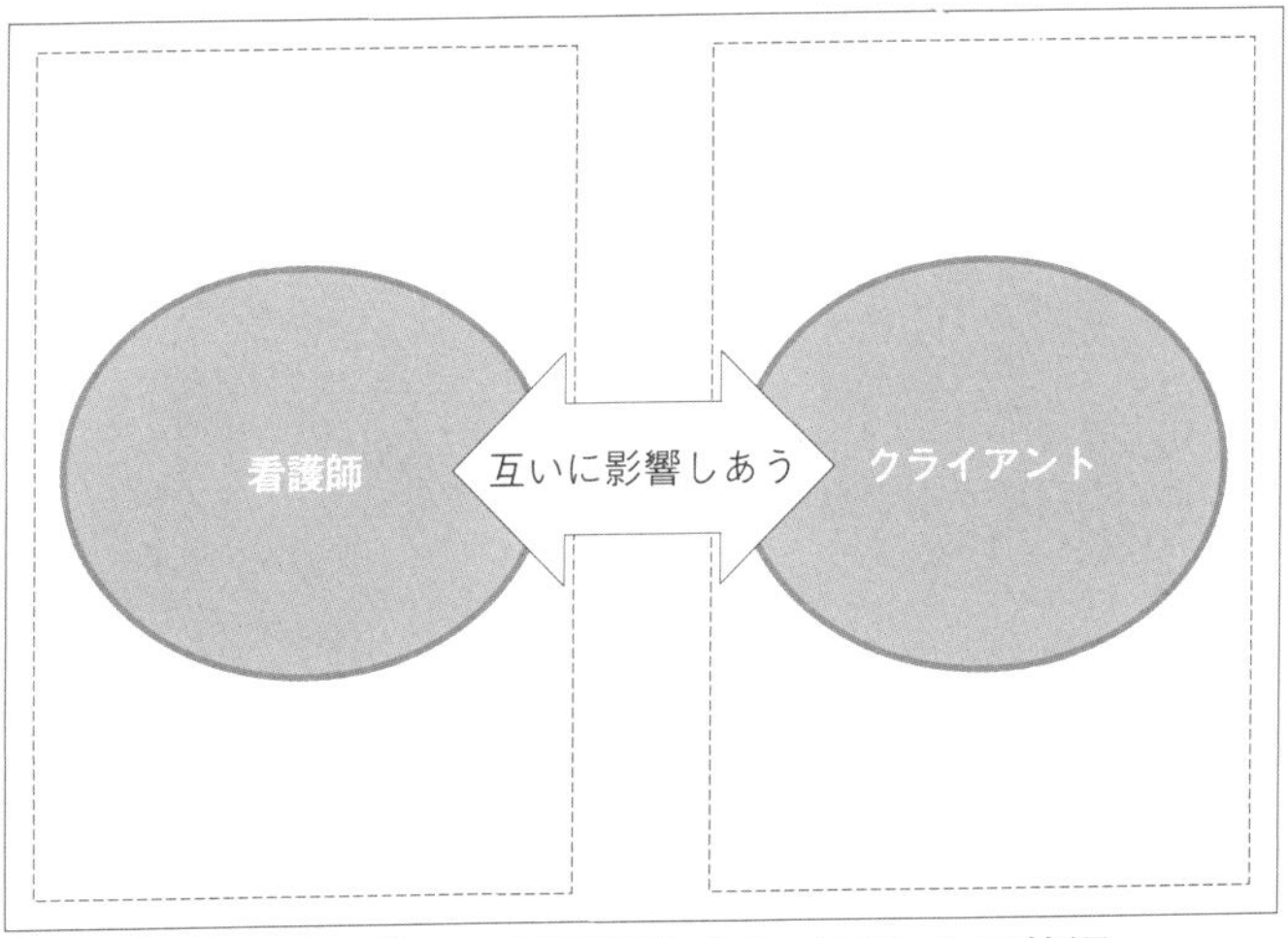

図8　相互作用の『知』　看護師とクライアントの状況

第二は、クライアントが看護師を迎え入れ、そのために看護師が緊張を解き、相互に開かれた関係が作られる場合である。この場合、看護師は受動的である。この例としては主に看護学生や二十代の若い看護師が、クライアントから「ありがとう」「待っていたよ」「あなたがいてくれてよかった」と言われることで気持が解きほぐされ、看護師もそのクライアントに関心を向けるようになるという過程で形成される関係である。

第三は、看護師が緊張し閉ざされているクライアントに対し、自分から能動的に働きかけ、その気持ちや姿勢がクライアントに伝わり、関係が形成される過程である。

いずれの過程で形成された関係であるに

しろ、この「相互作用の『知』」を用いる場合は、看護師の関心がクライアントに向かってい
くことから、クライアントの反応にもとづく「判断」と「行為」が相互に関連しており、「判
断」に「行為」が導かれている場合、「行為」が「判断」によって意味づけられている場合の相
違はあるものの、ナラティブの読み手にとっては、時間を追ってその看護師の「判断」と「行
為」を識別することが可能である。この『知』を用いるとき、看護師は「クライアントとの開
かれた世界」に存在し、クライアントの状況を時間の経過のなかで多方面から「多義的」に
捉えている。このとき関心は相手に向かっているが、「自分の関心で相手に関わっている」
場合もある。

看護師は臨床におけるある状況のなかで個人的な知識を獲得し、その個人的知識を暗黙
知として身体に埋め込み、無意識的にそしてときには意識して行動している。一方、「印
象に残る場面」は、そのときの本人のありように規定されていると考えるが、「閉ざされた
『知』」のパターンと比較して、「相互作用の『知』」を用いる場合、看護師が自分について語
ることが極端に少ないという特徴があった。このことには、関心が相手に注がれているこ
とが影響しているのであろう。

「判断」と「行為」に関連があるこのパターンの『知』を用いている看護師は、多くの場面で
その関連について意識しており、「判断」にもとづいて意図的に「行為」している。時には、

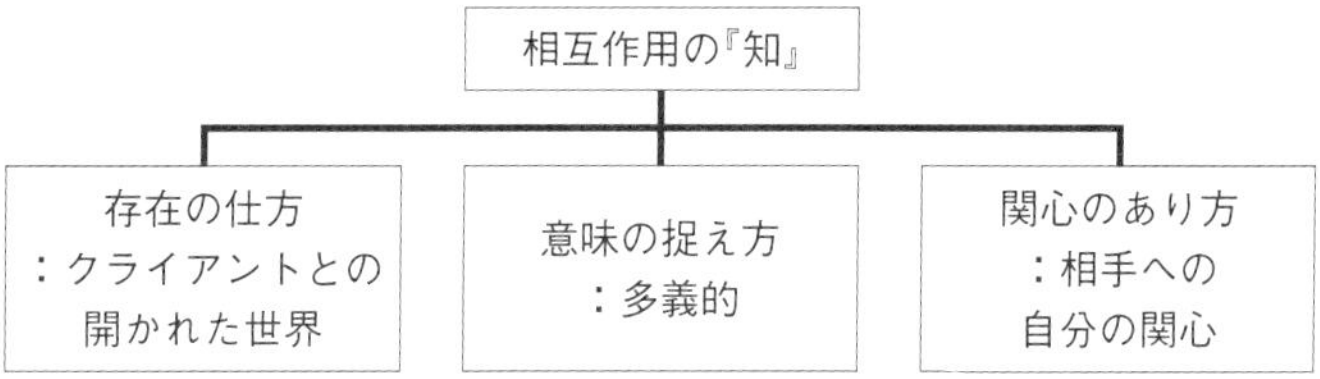

図9　相互作用の『知』

直観的に「行為」が先に行われることもあるが、その「行為」の理由を遡及的に説明することができる。

ここでは二人の看護師の記述と語りから、「相互作用の『知』」について紹介する。一人目は被害妄想の強いクライアントと忍耐強く関わり信頼関係が築けたと語る笠原さん、二人目はクライアントの願いをかなえたいと願い、最期をみとった池田さんの場合を取り上げた。

二人の看護師によって記述され語られた内容と、「相互行為の『知』」の特徴について、「存在の仕方」「意味の捉え方」「関心のあり方」という側面から述べることとする（図9）。

笠原さんの場合：信頼関係を築くまでの忍耐強い関わり

笠原さんは就職して四年目の看護師である。笠原さんが「印象に残っている」場面として記述したのは、以下の内容である。

呼吸不全の七十歳台の男性、Dさんの事例についてまとめたいと思います。

Dさんは妻と二人暮らしで、子どもはなし。とても几帳面な性格であり、身の回りのことはほとんど自分で行っていました。COPDのため、呼吸を助けてくれる器機を、午前と午後に一時間ずつ毎日きちんと使っていました。

年に一回は入退院を繰り返していました。もともと、医師や看護師の批判をすることが多かった方でしたが、今回の入院では被害妄想が強くなり、私がきっかけでエスカレートしてしまったのです。器械を接続する際、酸素のチューブをつけるのですが、それが接続されていなかったと本人は訴えてきました。私は接続して確認したので自信はありました。しかし、受け持ち患者であったため、私の行動に注目し、不信感を抱いてしまったようです。私が検温するたびにいろいろな方たちの欠点を訴えてきて、もちろん私についてもいろいろな方に話していました。

私はたった四年間ですが、臨床経験を通して、患者さんから苦情を受けたことがなかったため、このことはかなりの打撃でした。Dさんから逃げている自分、Dさんの前で耐えている自分、やはりそんな姿がDさんに伝わってしまい、スタッフに「笠原さんは僕を避けている」と言ってきました。

私は面倒なことやいやなことがあると逃げてしまうところがあり、そのとき、逃げていては何も解決しないし、二人の関係も築けないと改めて気づくことができました。スタッフ全員がDさんのことを苦手としていたので、受け持ちの私だけでもゆっくり話を聞いてみようと接する時間を増やしたり、妻にも協力を求め、三人で話す場を作ったりしていきました。そうするうちに、Dさんから逃げたいという気持ちが薄れていき、Dさんのことを考えられるようになり、少しずつですが、心にゆとりがもてるようになってきました。

私から見るDさんは一人でいる寂しさから、被害妄想へと発展していくのではないかと思え、退院の話へと進めました。その後、結果的には自宅で自殺企図があり、再入院となってしまいました。

あのとき、カンファレンスの題材にとりあげ、全体で話し合っておけばと心残りもありますが、今回の体験から、日頃の患者さんと接するときの自分の態度は、患者さんにはどのように写っているのかをふり返ることができ、自分の心のもち方、接し方を改善することで患者さんにも伝わり、信頼関係が築けることに改めて気づくことができました。患者さんにとって信頼できる看護師が存在することは、長い入院生活を乗り越える支えになると思います。

笠原さんが、Dさんから自分がやってはいないと考えている「ミスをした」と指摘され、

Ｄさんから気持ちが遠のいていったこと，そのなかで気持ちを立て直し，Ｄさんと過ごす時間を増やし，Ｄさんを理解しようと努力し，関係性を築いた経過が記述されている。

　笠原さんの「印象に残った場面」に関する語りは以下のような内容であった。この文は，笠原さんによって語られた内容を，私が時間軸にそって組み立てなおし記述したものである。


　入退院を繰り返している方だったので，前回の入院のときも私が受け持ちでした。そのときから訴えは多かったので，寂しがり屋というのは感じていました。お子さんがいなかったので，妻と二人きりでした。個室で看護師が通る姿も見えないので，いつも「ドアも全部開けといてくれ」と言っていたので，ほんとうに寂しかったのだと思います。苦手としている患者さんだったので，接するのが本当に大変というか，日々苦痛でたまりませんでした。行くたびに誰かの悪口を言うんです。面と向かって本人に言うのではなく「誰々さんはこういうことをした」「誰々先生がこういうふうに言ってたけれど，あれは適当なんだ」と言うので，そういうのを聞いているのに耐えられないという感じでした。

　印象に残ったこととして取り上げた一番のきっかけは，私に対する批判が出たことです。「笠原さんは，こういうふうにやって俺は信用できないんだよ」と言っていたことを主任から聞き，その後，主任から「こういうふうに言ってるんだけど，関係はどう？」と聞かれたときに，私としては受け持ちとしてそれなりに関わっていたつもりだったのですが、「ああ、本人はそういうふうに思ってるんだ」と、悪口ではないんですけど、否定されたような感じを受け取り、私はすごく傷ついた場面でした。ショックでした。患者さんのところにも行けない。「あ、この人はこういうふうに言ってるんだ」と思うと、目を見て話せないです。自分を作って、一生懸命笑おう、頑張ろうと思っている自分がすごくイヤで、徐々に足が遠のいていってしまったんです。「日勤にならなきゃいいな」と思いました。

スタッフ間では問題になっていて、「どうしたらいいんだろうね」と話していました。自分が受け持ちだから、話し合いの場でも、自分が本当に関わってないと意見も言えないし。だから、本当に少しでもDさんの情報を得ていかなきゃいけないという思いもありました。まずは、Dさんにとってどうすることが一番なのかなと考えました。Dさんにとっては、退院することが一番だと思いました。早めに退院して、奥さんと常に二人というか、一人の時間がないような時間をもてることが一番いいんじゃないかなと思ったんです。

そのときは、Dさんは重症ではなかったので、午前中と午後に一回検温に行くだけでした。

このことがあって、私が勤務時間のときはなるべく頻回に訪室しました。もともとお話の長い方だったので、部屋に入ると一時間ぐらい出て来られない状況でした。忙しいさなかに一時間取られるのは、とてもきついのですが、私はそれなりに検温時間には十分お話を聞いて、本人が納得すると「あ、もういいよ。忙しいんだろう」と言ってくれるのでそこまで待ちました。Dさんは精神科にもかかっていましたが、その先生の悪口は言いませんでした。精神科の先生が、Dさんと面接したら部屋から出てこない状況で、私以上にずっと話を聞いてくれていて、Dさんも信頼していました。話を聞くときは「そんなことはないですよ」と言うのはよくないような気がしました。

精神科の医師からも「軽く受け止めるように接すればいいんじゃないか」というアドバイスがあったので、「うん、うん」と頷いて、否定はしないという感じです。本人も、言いたいことだけ言えば納得するようでした。精神科の先生に言われてから自分を変えたわけではなかったのですが、やはり自分を変えなくてはいけないと思って接し方を変えていく段階で、精神科の先生が頼りだったので相談しました。精神科の医師からも「私に対する不安があった」ことを聞きました。それから少し関係を築いていったので、私に対する信頼感が少し出てきました。受け持ちというのも理解してくれて、「お話ししたいから笠原さんを呼んで」というふうに言ってくれるようになりました。そのなかから、私も少しずつ信頼してくれているんだな、頼りにしてくれているんだなと感じ、関係は少しずつ取り戻せました。そうなるのには一か月はかからなかったと思います。

一番大きいことは、このまま逃げていては、これからいろんな患者さんがいらっしゃると思うので、またこういう場面にぶつかったときに、自分は逃げてしまうんじゃないかと思ったことです。「この患者さんは大変」ですませてしまうような気がして。


笠原さんによって語られた内容から、笠原さんとDさん、さらに笠原さんがアドバイス

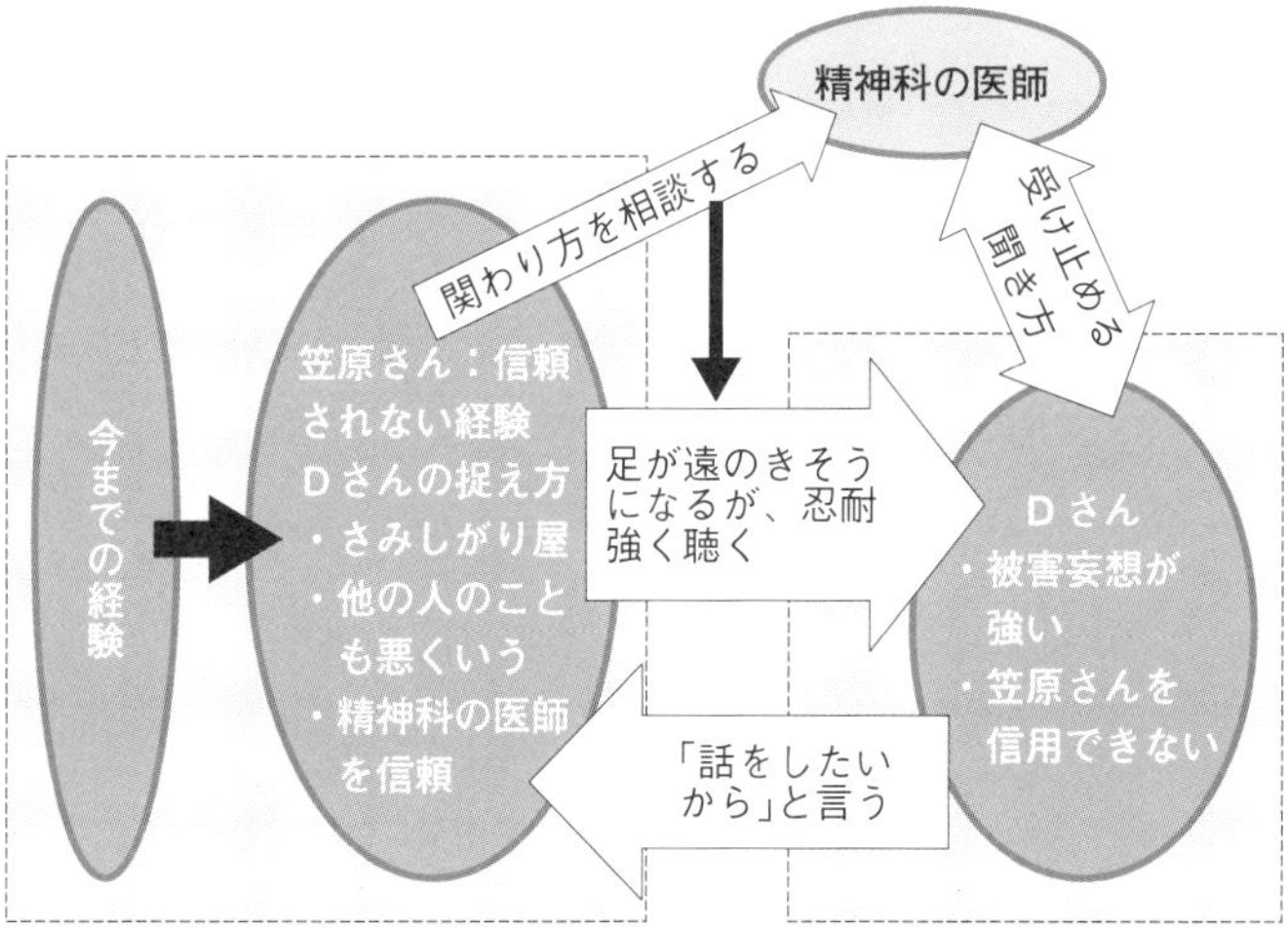

図10　相互作用の『知』　笠原さんとDさん、医師の状況

を求めた精神科の医師という三者の関係を図10に表した。

●【存在の仕方：足が遠のきそうになるが忍耐強くそばにいる】

笠原さんの存在の仕方は、足が遠のきそうになる自分を見つめ、気持ちを奮い立たせてクライアントとともにいるという存在の仕方であった。

笠原さんは「四年間ですが、臨床経験を通して、患者さんから苦情を受けたことがなかった」が、Dさんが「笠原さんは、こういうふうにやって俺は信用できないんだよ」と言っていたことを主任看護師から聞き、衝撃を受けたことを語っている。笠原さんは「否定された感じを受け取り、すごく傷ついた」。そのためDさんのところにも行けなくなっている。しかし、自分はDさんの受け持ち看護師であり、「この患者さんから逃げてしまったら、これからも苦手な患者さんがいたら逃げてしまうのではないか」と考え、気持ちを切り替えてDさんを理解しようと努力した。これは【患者の拒否に負けずに挑戦する】態度であると考えられる。精神科医からのアドバイスで【軽く受け止めるような接し方】をすればよいと気持ちが定まり、そのように接してみた。「検温に行くと、一時間くらい話を聞きました。それは大変でしたが、そうしました」と話す笠原さんは【忍耐強く接する】というやり方でその場にいたのだと考えられる。このことがDさんにも影響し、「お話ししたいから笠原さんを呼んで」とまで言われるようになった。

●【意味の捉え方：Dさんを多方面から理解しようとする】

当初、笠原さんが感じていたDさんは、「とても几帳面な性格」「年に一回は入院しているが、医師や看護師の批判をすることが多かった」「今回は被害妄想が強くなっていた」という表現で捉えられていた。このことから笠原さんはDさんに接する際には緊張感があったと考えられる。またDさんも少なくともオープンな気持ちで看護師を迎え入れてくれる人ではなかった。

それまでもDさんは、人の悪口を言うので、笠原さんは「聞いているとだんだんつらくなる」ことが多くあり、否定するのはよくないと考えてはいたが、具体的にどうしたらよいのかは考えられなかった。Dさんが信頼している精神科の医師は、誰よりもDさんの部屋に長くいて忍耐強くDさんの話を聞き、Dさんもこの医師のことは信頼しており、悪口を言わなかった。そこでこの【医師に相談】すると、「否定しないで軽く聞き流す気持ちで関わるとよいのでは」と助言を受けた。このことは笠原さんが、被害妄想が強く精神科医の診察を受けているDさんという人を新しいタイプのクライアントとして理解しようとしたことを意味している。つまり、今までのやり方では通用しないクライアントの理解であり、「悪口を言う人」が実はじっくり話を聞いてほしいこと、そうすることで「もういいよ、忙しいんだろう」とDさんが笠原さんに気遣うようになるという変化を起こしている。

●【関心のあり方：逃げずに理解しようとDさんに焦点を合わせる】

笠原さんの関心のあり方は、努力することでクライアントへと向かっている。【何とかしたいともがき打開策を発見】したことになる。自分の意図に反してクライアントから「信用できない」と言われたことで笠原さんは傷つき、できれば部屋に行きたくないと思った。しかし、「このまま逃げていては、またこういう場面にぶつかったときに、自分は逃げてしまうんじゃないかと思った」笠原さんは、精神科医にアドバイスを求めるなどの努力をし、関心をDさんへと向けるよう努力した。忍耐強い関わりが功を奏したことで、関心を向けることの意味を確認できたことがわかる。

池田さんの場合：願いを叶えようともてる力を出しきる

池田さんは就職して四年目の看護師である。池田さんが「印象に残っている」場面として記述したのは、以下の内容である。

Eさんは急性呼吸窮迫症候群（ARDS）の患者で徐々に呼吸状態が悪くなった。インスピロンのO_2の量も上げていったが、呼吸苦がとれず、呼吸苦時はアンペック坐薬の使用の指示であったため、早めに使用したがまったく効果がみられなかった。

家族へは事前に危険な状態であることがムンテラされており、患者、家族の希望により、DNR（don't resuscitate 延命処置の拒否）の方針が決定していた。家族が来院されたが、主治医がすぐには来棟できなかったため、状況を説明し、患者の苦痛緩和を考えて、塩酸モルヒネ（以下、塩モヒ）の使用を考えたほうがよいのではないかと話した（前にも主治医より塩モヒの説明はされていた）。

家族からは、苦痛はとってあげたいが、呼吸抑制が心配だということだった。患者はその間も「苦しい、何とかして」と呼吸苦を訴え続けた。主治医に連絡するがアンペック坐薬の効果を見て、再度、使用しても可との返事だった。目の前で呼吸苦を訴えている患者を見ると、患者の苦痛緩和を第一に考えるべきだと思い、主治医に再度連絡し、すぐに塩モヒの使用についての説明を家族に行い、患者の苦痛緩和をはかってほしいと伝えた。その後、主治医が来棟し、家族が塩モヒ使用を承諾されたため、塩モヒを使用し、患者は徐々にレベルが下がり、死亡された。

池田さんがこの場面について記述した内容は、呼吸困難で苦悶するEさんを目の前にして、家族の意向を確認しながら医師に何度も連絡を取り、モルヒネの使用をしてほしいと交渉したことであり、Eさんが亡くなるまでの短時間に起きた出来事の経過を書いたものであった。

池田さんが質問紙に記載した内容を端緒として、インタビューによって語られた内容は、自分の「判断」と「行為」について「これで本当によかったのか」という疑問と、「もう少し何とかならなかったのか」という後悔であった。また池田さんのこの場面での「判断」と「行為」は、短時間のなかでほぼ同時に行われていることがわかった。

ここでは池田さんの語った内容を私が時間軸にそって再構成し、以下に示す。

つけ加えることは特にないのですが、すごく苦しんだまま逝かれたというのがあったので、心残りな部分がありました。

受け持ちの患者さんではなかったのですが、日勤で受け持って、徐々に呼吸状態が悪くなっていたので、指示についてはチェックしていました。今までも日勤で検温する機会が多く、比較的お話はしていました。病気のことは全部知っている六十歳台のキャリアウーマンの方で、とてもしっかりされていました。今後については覚悟ができていたようで「とにかく楽にしたい」という意思がありました。亡くなられる数日前から、少し動くと呼吸が苦しい状態を見ていたので、苦しさについてはよくわかっていました。患者さんの意思が呼吸苦をとってほしいということだったので、楽にしてあげたいというのが強くありました。治療方針は「苦痛緩和」でしたので、苦しくなりサチュレーションが下がった場合にアンペックを使おうという指示でしたが、サチュレーションは下がらず、「ちょっと苦しい」と言われただけだったのですが、すぐにアンペックを使おうというふうに思って、早めに使いました。

間質性肺炎も併発していたので、肺が真っ白で、酸素化ができる範囲が少なかったので、酸素もマックスぐらいでしたから、本当に苦しかったと思います。ずっと調子が悪くて横になっていましたが、お昼ぐらいにポータブルトイレに動かれた拍子に苦しくなったということでナースコールがありました。それからは、まったく呼吸苦がとれませんでした。表情が苦悶様で、手を差し出して「助けて」という感じでした。苦しい、苦しいと言われる方は多いですが、顔も真っ白でチアノーゼが出るくらいの感じで、本当に「どうにかして」という訴え方でした。我慢強い方だったのでよけいに感じました。

脳腫瘍で肺に転移している患者さんが多いので、呼吸苦は訴えてもサチュレーションが下がらない方というのはいっぱいいらっしゃるし、挿管という方針であれば、アンペックを使って血圧が下がってしまうのを恐れるかもしれないのですが、この方の場合は苦痛緩和を図りたいというのがあったので、患者さんご本人の意思を重視していこうと思いました。それはこういう患者さんを何人か見ていてそう思うようになったんです。

このように一人で判断するようになったのは、三～四年目ぐらいだと思いますが、今までは先輩に「サチュレーションは下がってないけれども、患者さんがこんなに苦しがっているなら使っていいのか」という相談はしていました。この場合は、病棟がバタバタしているときでもあって、先輩がいなかったので自分で判断しました。たぶんアンペックの後は、サチュレーションも下がり始めていたと思います。方針は決まっていましたが、塩モヒは家族の了承を得ないと使えないので、「患者さん自身が苦しんでいらっしゃって、方針も決まっていますので、患者さんの苦痛を考えると塩モヒの使用がいちばんだと思います」という説明をしました。

家族は少しパニック状態という感じでしたが、苦痛はとってあげたい、でもそれで呼吸抑制がくるのが心配だということで、皆さんがまだ揃っていないこともあり判断しかねているという状況でした。家族に塩モヒの使用を勧めるということは、今でも、もし主治医が病棟にいた場合はしません。看護的な面はお話ししても、方針に関してまであまり口は出しません。主治医への電話は二、三度しました。最後のときは主治医にアンペックの効果がないことを伝え「ご家族に塩モヒのお話をちょっとしましたが、主治医からもう一度説明を」という連絡をしました。主治医からは「アンペックをもう一度使って」という返事がありましたが、アンペックだと効果が出るまでの時間もありますし、腑に落ちなくて、患者さんの訴えを聞き呼吸状態を見て、またすぐに戻って連絡をしました。先生は、患者さんの姿を見ていないので「アンペックを使ってください」という指示でしたが、患者さんを見ているとそういう状況ではないと思い強くお願いしました。そのとき、ご家族の方が、挿管をしたら助かるのかという気持ちになり少し迷いが出てきていたので、今の状況で挿管をしてもあまり効果がないという説明を、塩モヒのことと一緒に先生に説明してもらいました。ご家族は医師からの説明で、塩モヒしかないというのを納得され承諾しました。

塩モヒを使用したときに患者さんのレベルが下がり「苦しい」と言われたまま意識がなくなって、私としては、悔しいという気持ちが強くあります。そんなに量はいってないのですが、急に使用したのですぐに効果がありレベルが落ちたのですが「ちょっと楽になった」という患者さんの声を聞きたかったと思います。患者さんの意思がはっきりしてなかったら、私も呼吸抑制が確実にくることはわかっているので、ここまで先生にも言えなかったと思います。

いつもの私は、受け持ちの患者さんで、「方針をどうする」というような話になったときには、「患者さんの気持ちはこうなんですけれども」ということは言いますけど、あまり強くは言わないです。

でも、この方はすごくしっかりしていらっしゃるのに呼吸苦がひどくて。私が就職して以来、見たことがないような苦しみ方だったんです。本当に苦しそうで、すごい形相で訴えて、その状況を医師が見ていて、それでアンペックという指示を出されるのなら私もそれで効果を見たのかもしれないんですけど、主治医がその形相を見ていないということもあって、一度は患者さんの状態を見てほしいというのもあって、早めに病棟に来てもらうようにしたんです。

一回目に使用して効果がなくて、二回目使用したら効果が出る場合もあるとは思いますが、「今すぐ」という訴え方でしたから。確かにこのときには、呼吸状態も悪くなっていましたので、それも合わせてだったと思いますが。やっぱり患者さんの訴えを重視しちゃってるかもしれないですね。これは最後の印象がよくないだけに、「よくやった」とか、「先生に連絡ができてよかった」とかいうふうにはあまり思えないですね。

池田さんによって語られた内容から、その場にいた池田さんとEさん、さらに医師・家族の様相を**図11**に表した。

池田さんはEさんが「楽にしていたい」と願っていたことを知っており、このときのEさんの呼吸困難の様子は、池田さんが初めて見る強い苦悶を伴うものであった。医師は外来で処置中であり、病棟が忙しくばたばたしていた日で先輩の看護師も池田さんの周りにい

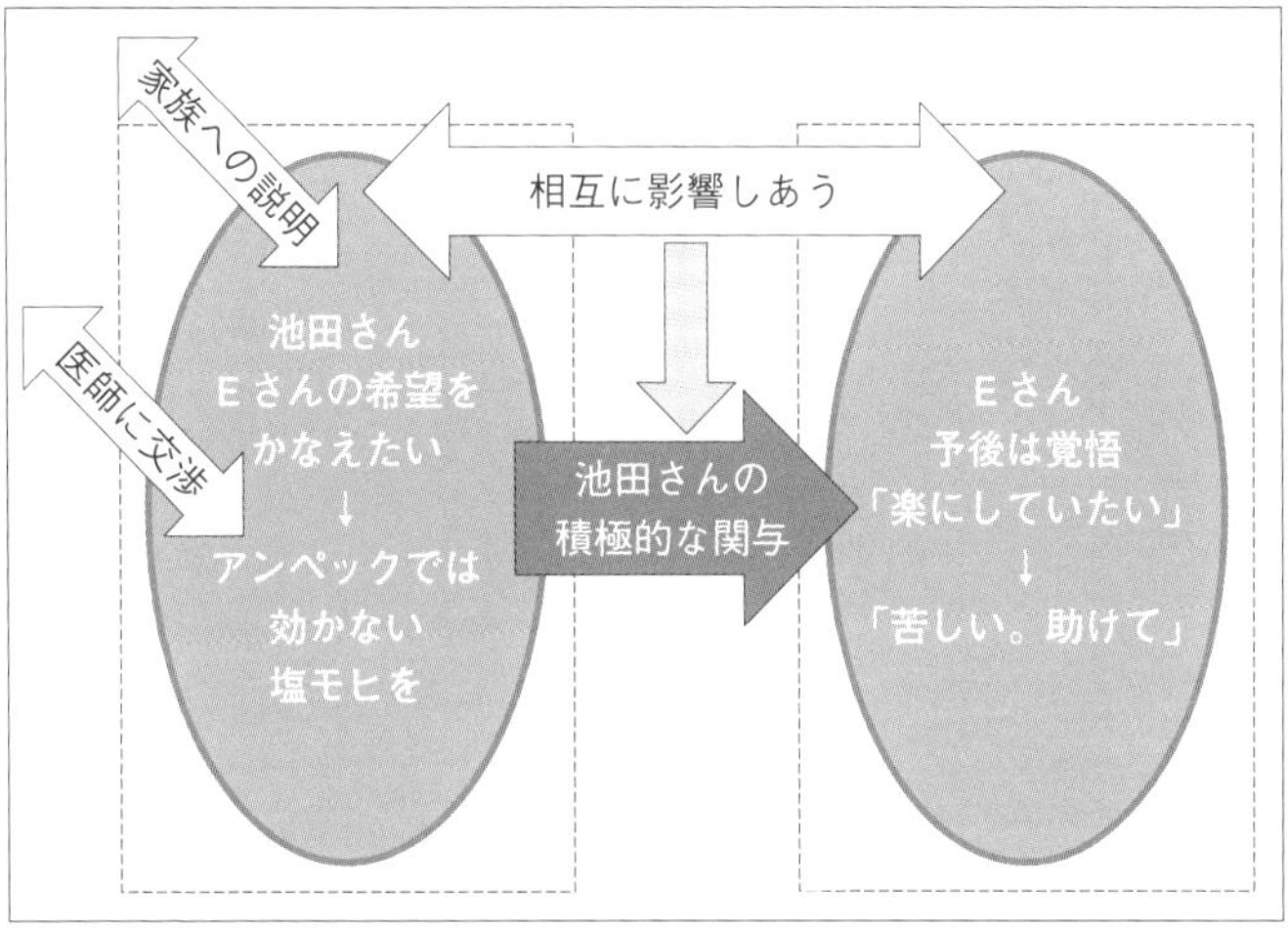

図11　相互作用の『知』　看護師とクライアントの状況

ないという状況であり、池田さんが考えたり行ったりしたことが緊迫感をもって伝わってくる記述と語りの内容であった。Eさんの願いを知っていた池田さんが、自らEさんの状況に能動的に関与し、場を変えていったこと、しかしEさんの死の場面が苦悶様の表情をしたままで終わったことから、自分の行ったことが命を縮めることにしかならなかったのではないかという気持ちでいることがわかる。

●**判断と行為：【時間の経過のなかでの観察】【願いを叶えたいという意思】【医師の指示と現状の相違についての葛藤し医師への交渉】【瞬時の判断】**

池田さんは、Eさんを「病気のことは全

部知っている、六十代のキャリアウーマンで、最後は苦しくないように願っていたこと」「数日前から呼吸困難が増強し、酸素をマックスで使っていたこと」「ARDSに加えて間質性肺炎を起こしており、酸素化ができない状態であること」を知っており、この日は日勤で受け持っている。特にEさん自身が「覚悟ができていて、とにかく楽にしてほしい」という希望をもっていることから、池田さん自身が「Eさんの希望にそいたい」という意思をもっていたことがわかる。そして、そのような状況の全体を把握したうえで、池田さんは【時間の経過のなかでEさんの状態を観察】し【願いを叶えたい】と考えている。

Eさんがポータブルトイレに移動したことをきっかけに激しい呼吸困難に陥り、池田さんは指示されていたアンペックを早めに使用したが、その後も「今まで見たこともないような表情で、手を差し出して『助けて』と訴えた」ことで、塩酸モルヒネを使わなければ呼吸困難は改善しないと判断している。しかし、外来で診療中の主治医に連絡をすると、「再度アンペックを使うように」と指示された。池田さんは「その指示が腑に落ちなくて」、再度主治医に連絡をしている。ここでのこのような能動的な「行為」は、池田さんには初めてのことであり、自分の判断と医師の指示との間で葛藤し、しかし目の前のEさんの苦しむ様子を見て【医師の指示と現状との相違のなかで葛藤し医師に交渉】をするという行動をとった。主治医や先輩がいる場合は相談するが、相談できる人が目の前にいないこと、E

さんの苦しみが尋常ではないこと、家族が塩酸モルヒネを使うことについて判断がつかないことなどを把握した池田さんは「医師の仕事である」ことを十分に理解していたが、家族に「塩酸モルヒネを使わないとこの苦しみはとれない」ことを話している。しかしこのことは、インタビューの時点でも「患者さんの訴えを重視しちゃっているかもしれない」と話しているように、自分の「判断」と「行為」をこれでよかったのだろうかと割り切れない気持ちでいることがわかる。

さらには「Eさんが『少し楽になった』と言ってくれなかったこと、「最後まで苦しんでいたこと」が池田さんの気持ちに今でも覆い被さっており、このことも現在の割り切れなさにつながっている。しかし、池田さんのとった行動は、今までの経験に裏づけられた、そのときの【瞬時の判断】であったことは間違いない。

池田さんは、自分の思いが先行してEさんの命を縮めたのではないかという気持ちのなかで、看護師としての関わりについて深く思考している。

●【存在の仕方：その場の成り行きに責任をもつ看護師として存在する】

池田さんはこの場面に至るまでの間、Eさんの人となりを全体的に捉えており、「楽にしていたい」というEさんの願いを知り、それを叶えたいという意思をもっていた。そこには「閉ざされた『知』」を用いる場合によく表現されていた、自分自身の仕事に対する無力感や仕事の忙しさに対するいらだちは表現されていない。

今までは医師の指示に対して自分の意見を強く伝えることはなかった池田さんが、この場面では現場にいない医師にはわからないEさんの苦悶様の表情を見、「アンペックの指示は腑に落ちない」と考え、強く医師に交渉し、家族にも状況を伝えている。

この場では池田さんが看護師として責任感をもち、苦しんでいるEさんに自分から接近し、Eさんに代わって苦痛を回避するために奔走する様子が伝わってくる。自分のことは何も考えず、Eさんに焦点化して関わる人として存在している。

●【意味の捉え方：時間の経過のなかでEさんを知り、Eさんの願いを叶えるための臨床判断をする】

池田さんはEさんの「楽にしていたい」という願いを知っており、そのことを看護実践のなかに具現化しようとしている。そのため、呼吸困難の状況を時間を追って観察するなかで病状の悪化を知り、先手を打とうと状況を読んでいる。家族にモルヒネの使用について説明し、主治医には数回にわたり連絡をとり、苦しみを何とかしようとしている。このことからさまざまな視点から看護の必要性を判断し、実行していることがわかる。

●【関心のあり方：Eさんの呼吸困難に焦点化】

自分を中心にした感情に支配されることなく，Eさんの呼吸困難を少しでも軽くすることに焦点化して関わっている。

存在の仕方：「相互作用の『知』」を用いる看護師たちは，患者や家族・同僚・医師たちとの「開かれた世界」に存在している。「閉ざされた『知』」を用いるパターンとは異なり，業務に慣れ，基本的な技術を暗黙知として身体のなかに取り入れていると考えられ，その病棟での振る舞いも自由であることが読み取れる。しかし，後述する「関わりの『知』」を用いる看護師と比較すると，その開かれた世界は部分的なものであり，「印象に残る場面」で取り上げたクライアントとの間で経験している「開かれた世界」と考えることができる。

「相互作用の『知』」を用いるこのパターンの特徴として，看護師がその場でそのクライアントと開かれた世界に存在していることを指摘したが，そこでのクライアントとの関係には，緊張や圧迫感はなく，比較的肩の力を抜いて振る舞っている。緊張し，気持ちの通じることが少ない「閉ざされた『知』」を用いている看護師の，「私の世界」とは異なる世界であることがわかる。すなわち，「私の世界」は【相手との交流が乏しく】【ロボットのような自分**】**を感じる場であり、相手との**【**ずれ**】**が生じている場である。

それに対し、「開かれた世界」は、相手の空気を感じ取ることのできるリラックスした空間にいるので、日常とは異なる違和感に気づき、予測したり経験を用いて考えることができる看護師としてのゆとりがあり、必要性を考えてタイミングよく関わる姿勢があり、患者や家族の気持ちにそうために同僚や医師と協働することができる。また、「開かれた世界」のなかで自由に振る舞えることからは、看護師として「仕事をしている」という自信がうかがえる。

意味の捉え方：「閉ざされた『知』」を用いる看護師は、現象を捉えるときに、ある場面や「今の様子」を手がかりに意味を捉える。しかし、「相互作用の『知』」を用いる看護師は、クライアントの以前の状況やいつもの様子などと比較して観察し、今のクライアントを捉えているという特徴がある。時間の経過や日頃の観察から得ているクライアントの見方を基準として用い、今の現象の意味を捉えている。また急変などの場面においては、予測をしながら対応することができる。したがって、現在の現象の意味を多方面から多義的に捉えているといえる。

「閉ざされた『知』」を用いる看護師は、相手の状況が捉えられず、**【**説明や説得**】**をし、**【**期待する結果で関わる】ことや【期待する答えをもって関わる】ことがある。また自分の世界のなかで仕事をし、クライアントの状況を【見ないようにする】こともある。

しかし、「相互作用の『知』」を用いる看護師は、時間の経過のなかで患者や家族を観察している。患者や家族は一人ひとり違い、反応も異なることを知っているので、時にはこちらの意図が伝わるまで忍耐強く相手の反応を待ち、タイムリーな働きかけにつながる瞬時の判断ができる。

関心のあり方：「閉ざされた『知』」を用いる看護師は、クライアントに関わりながら、自分の感情に支配され、関心が自分に向かっていく傾向がある、しかし、「相互作用の『知』」を用いる看護師は、今までの経験で培った「クライアントを知る」という行為を通して、関心をクライアントに向けている。しかし「関わりの『知』」を用いる看護師のように、「判断」と「行為」が凝縮して用いられているのではなく、常に「判断」と「行為」を自分で意識しながら、合理的に関連づけ相手に関わるという特徴がある。

関わりの『知』

この「関わりの『知』」を用いる看護師は、相手のニーズにそった「行為」をしており、判断は行為のなかに包含されていた。この『知』を用いるとき、看護師はクライアントを中心にした世界に存在し、クライアントの置かれている状況を全体として捉え、なおかつその重要な部分に着目し、クライアントのニーズを叶えるために直観的と捉えることができる行為をしていた。この『知』を用いるとき、看護師は「相手に配慮する世界」に存在し、クライアントを「全体的」に捉え、「相手の関心に気遣う」という関心のもち方をしていた。

このパターンの『知』は、「相互作用の『知』」と比較すると、クライアントとの経過をクライアントを中心としてストーリー性をもって話すという特徴があった。「関わりの『知』」を用いる場合、看護師はクライアントの変化を時間を追って理解し、なおかつクライアントとその変化を全面的に受け止め、クライアントのニーズにそって行動していると考えられ

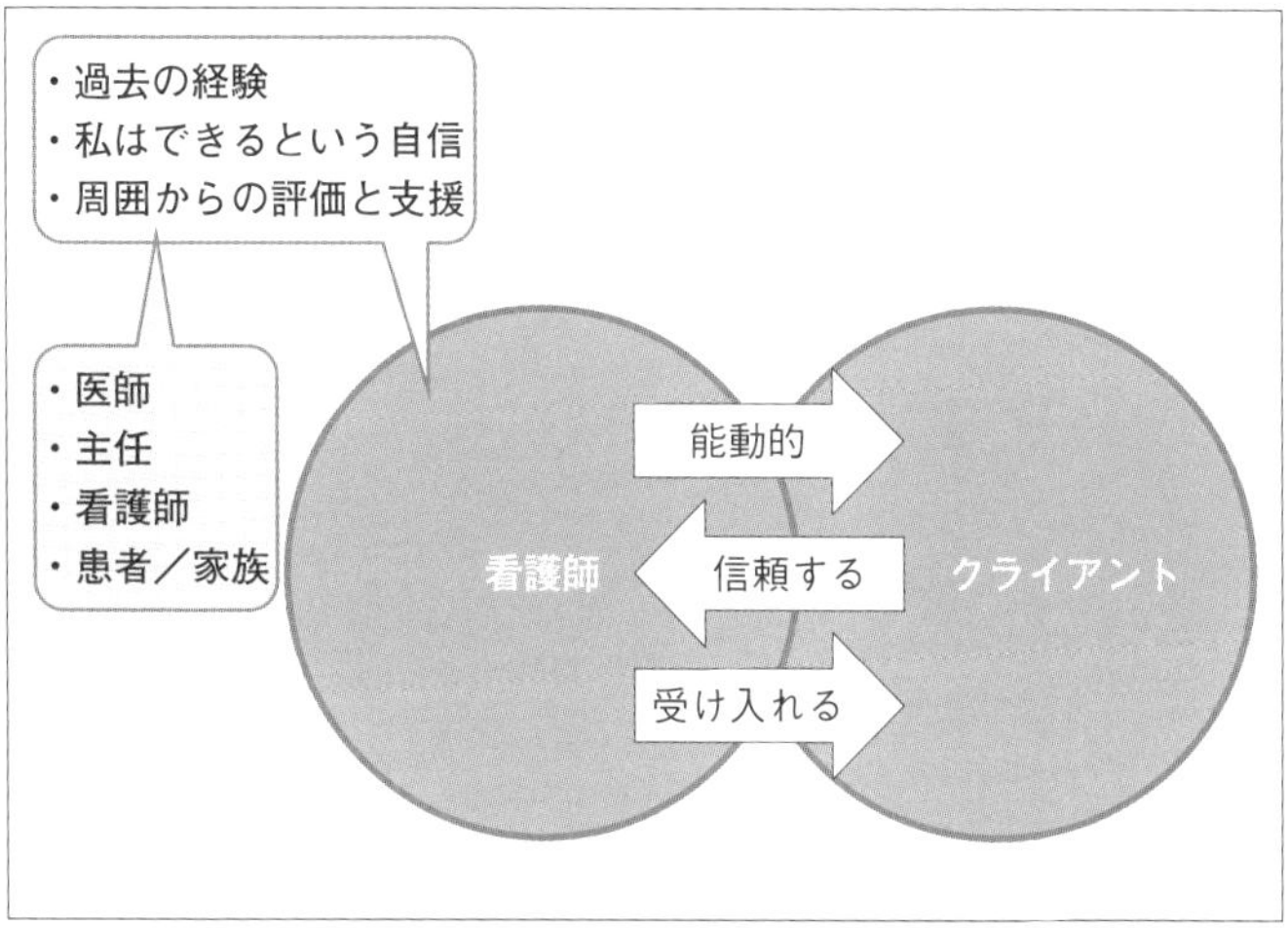

図12　関わりの『知』　看護師とクライアントの状況

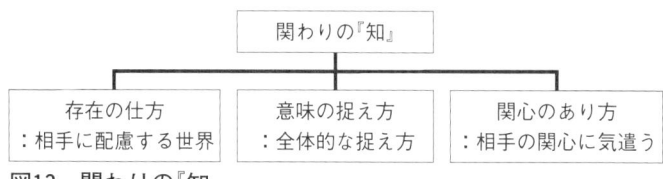

図13　関わりの『知』

る。「判断」と「行為」については、「行為」を中心に語られるのだが、そのときの「判断」は文脈のなかで明確に捉えることができる（図12）。

ここでは小野寺さんが記述し、語った内容と、「関わりの『知』」の特徴について、「存在の仕方」「意味の捉え方」「関心のあり方」という側面から述べることとする（図13）。

●小野寺さんの場合：クライアントの全体を支える関わり

小野寺さんの看護師としてのキャリアは十年目である。最初の二年間は整形外科病棟で、その後、同系列の病院の内科で一年経験し、この病院に戻り、卒業時からの希望であった内科病棟に配属され七年目を迎えた。小野寺さんが質問紙に記載した「印象に残る場面」は、以下の通りであった。

受け持ち患者のFさんは、平成十(一九九八)年から急性骨髄性白血病(AML)で入退院をくり返しています。一回目の入院期間は約半年で、化学療法(ケモ)を繰り返し、寛解となり退院し、その後三か月に一回、維持療法にて約一か月入院しています。

もともと、ケモが始まると不安になるのか、ソワソワする感じになり落ち着かなくなります。いつも何日か後には落ち着きますが、入院中はピレチアの内服をしています。入院に際してはいつも同じ位置の個室が用意できるようにこちらも気遣っていましたが、なかなかうまく調整できず、私が担当しているチームと違うチームの部屋になることも二〜三回ありました。

今年の春、Fさんがいつものように入院してきましたが、今回はいつもと違い主治医が転勤のため、違う医師に代わっていました。そして、加えていつもフォローしていただいている精神科の医師も、同時期に代わってしまった状況でした。入院時は、私のほうのチームにいましたが、クリーンルームが必要となり、個室の都合がつかず、違うチームに転室しました。その入院は、始めからいろいろとトラブルがあり、とうとう、主治医に対する拒否感が強くなり、患者さん、ご主人とも大爆発してしまいました。そのとき、私は受け持ちを違うチームのナースに代わってもらっていたのですが、いろいろと詳しい事情、対応を心得ている自分が受け持つことにしました。

病棟医師にも、患者の望む対応をしてくれるよう話し、家族とも話し合いの場をもち、今後は患者さんの不安が最小限になるよう対応していくことを約束して、患者さん、家族とも納得してもらいました。それまで、私は、Ｆさんとはコミュニケーションはとれていましたが、それほど信頼されているとは思っていませんでした。しかし、大きなトラブルがあって、その後、私がＦさんのところへ行き、これからは自分が来るので何でも言ってください、と伝えると『小野寺さんが来てくれた』とご家族の方に電話で伝えて安心されていたということも、後でご家族から聞き、〝あーそうだったのか〟と、受け持ちナースの大切さということをすごく実感しました。その後も、何かといえば、医師との調整役となったり家族へも早めに連絡をとったりすることで、トラブルもなく、過ごせました。

これが自分だからできた対応なのかなと、自信になった経験かもしれません。医師たちも、面倒な患者さんとはできるだけ関わりたくないと思っているところがあり、なかなか患者さんの思いを受け入れてくれないこともありますが、何とか、医師を説得したことも、うまくいったことだとも思いました。この病棟も七年目なので，その辺の調整もできたのかもしれません。
この内容からだと詳細が伝わらないかもしれません。面談のときにお話しさせていただけたらと思います。

この事例から読みとれることは，ナラティブ全体が終始，クライアントであるFさんに焦点が当たっており，Fさんの入院中の経過が時間を追って語られ，「判断」も「行為」もその物語のなかに組み込まれていることである。特に「いろいろと詳しい事情，対応を心得ている自分が受け持つことを決めた」ことと，その後のFさんの気持ちを全面的に引き受ける引き受け方，医師との関わり方，家族との関わり方には，小野寺さんの「判断」と「行為」の境界がなく凝縮して述べられている。

「印象に残っている場面」に関する語り

小野寺さんが話した内容は，Fさんについての描写がその多くを占めていた。その後，「判断」と「行為」について語っている。その内容は以下の通りである。語られた内容は，私からの問いかけを聞いて，次々と思い出しながら話したものであり，私が内容を整理し，時間軸にそって再構成している。

【Ｆさんについて：Ｆさんの人となり】

Ｆさんは三年前に急性骨髄性白血病で半年間入院し、その後三か月に一回の割合の維持療法で入退院を繰り返している四十四歳の女性です。ご家族はご主人と十一歳と七歳の男の子が二人いて、ご主人の母親とご自分の母親がよく面会にも来ていました。

化学療法をするときに、白血球が下がるまでは大部屋にいることもありますが、あまり周りの患者さんとも話さず、何か内にこもったような感じの人です。私にも本音を話してくれない患者さんです。お部屋にいるときも一日中テレビを見ていて、子どものことが心配と言うけれど、Ｆさんの母親が子どもたちのビデオを見せたり、子どもが面会に来ることはあっても、子どものために何か作るとか、手紙を書くとか、そういうことをするタイプでもありません。

ご自分が病気になったことがすごく不安のようでした。最初に入院してきたときに、ＣＶカテーテルを入れ点滴を始めて、まだ白血球が三万とか四万ぐらいで状態は悪かったのですが、カテーテルを自己抜去してタクシーに乗ってしまったことがあります。そのときはタクシーの運転手さんがおかしいと気がついて病院に連絡をくれて戻ってきています。

【入院中の様子】

私のいる病棟は看護師をＡチームとＢチームに分けて、患者さんもＡチームとＢチームに分けて受け持っています。私はBチームなのですが、このときの入院ではBチームの部屋が空いていなくて、Aチームの看護師がみることになりました。この病棟の個室は、部屋によって洗面所のトイレ、窓の位置が微妙に違い、この患者さんの場合には「あそこの部屋だったらいい」「あそこの部屋にまた行きたい」と、最初に入った部屋を自分の部屋だと思っているところがありました。部屋の使い方も横にしてあるベッドを縦にしたり、冷蔵庫とテレビの配置も全部決まっています。配置が少し違うと、何か落ち着かなくなるみたいです。最初に入院していた期間が半年と長かったので、それで慣れてしまったというのがあったのかもしれませんし、なんと言うか……子どもとは違うのですが、お嬢さまのようなタイプです。

【化学療法について】

最初に入院したときにも、主治医を信用できないと言っていて、主治医とコミュニケーションがとれるようになるまで、二〜三か月かかりました。今回も主治医が変わり、「大丈夫かな」という不安がありました。ケモが始まってそわそわするというのも、薬のせいなのか、化学療法が始まった不安のせいなのかわかりませんが、始まると「そわそわしてきました」と言って、立ったり座ったり立ったり座ったりで、「小野寺さん、助けてください。私、大丈夫でしょうか」と言います。実家のお母さんがつきそっていても同じです。ホリゾンや眠剤を多量に使わないと落ち着きません。

最初の頃は二〜三日、そのそわそわ感が続くことがありましたが、精神科の先生もフォローして、ピレチアを内服して、その量を適宜調整したりして、何回目からの入院では一日目だけで収まるようになりました。

入院中も，「どうですか」と聞いても，「変わりないです」と言うだけです。でも，何かのおりに「心配なことがありますか」と聞くと，「よくなりますよね？」と聞くので，「今いい状態ですから，頑張ってください」と話すと，「大丈夫ですよね。大丈夫ですよね」と確認し，安心されるタイプの人です。

【大爆発が起こったときの状況】

場面に書いた大爆発が起こったときは主治医が代わり，CVカテーテルを入れるのに失敗して気胸になってしまったんです。結局，反対側に入れたのですが，前の主治医は必ず一回で入れていたので，「どうして入れてくれないんですか」って，すごくそういうことにこだわるんですね。手から点滴しましょうといっても，「前はここからやったのに，どうしてなんですか」とこだわるような人なんですね。気胸になったことで，トロッカーが入って動けなくなり，大部屋でポータブルトイレを使って，安静も強いられてしまったわけです。いつもだったら動けたはずなのにどうして動けないんだということと，気胸のことももちろん不満に思っていました。部長からもご主人とご本人に謝って一応は納得されました。ご主人は，ムンテラのときにもノートを用意して書くようなタイプの人でした。

【医師に対する要求】

ケモを行っているので，感染して発熱したりするのですが，そのときはたまたま熱が続き，四〇℃ぐらいの熱が何日も下がらなくて，抗生剤を替えても，替えてもずっと続いていました。そしたら、その熱のことでまた不信感が出てきたようです。ご主人からも『今まではうまくやってきたのに、先生が代わったせいでこんな状態になって、病院のせいで悪くなるような状況では困る、主治医を代えてくれ』という電話がありました。

そのとき担当したのは違うチームだったので、Fさん本人やご家族のことを、Bチームの看護師ほど知っていなかったので、「やっぱりきたか」という感じがBチームの看護師にはありました。私は苦情があったということを知って、この方の状況であれば怒るのも無理ないと感じたので、自分が受け持ちをすることを決め、主治医と病棟部長に今の事情を説明しました。

【小野寺さんの行為：医師・家族との関わり】

もともと病棟部長を頼って入院してきた人で、部長はトラブルのときには「自分が話せば納得する」ということがわかっていたので、私から「先生からお話ししてください」と頼みました。ご家族にも電話をかけ、話し合いをしましょうということで来てもらいました。そのときには、ご主人とご主人のお母さん、私がいて、病棟部長と主治医が集まりました。夫は「自分がCVカテーテルを失敗したのに、ナースステーションにいてへらへらしているその先生の態度が気に入らない」という不満を言い、「主治医を代えてほしい」と部長に言いました。部長は「主治医も悪い先生じゃないし、もうちょっと様子を見させていただけないでしょうか。こちらも十分フォローいたしますので」と話し、「部長がちゃんとフォローしてくれるのであれば」ということで納得はしてくれたようでした。そのムンテラのときに、ご本人はいなかったのですが、私が「今度からまた私が行くようにします」と言ったら、ご主人も「よろしくお願いします」と言ってくれました。実はその日の朝、ご主人と話す前に、この患者さんのところに行き、「私がまた受け持ちになりますから」と話したのですが、「あ、そうですか」という反応でした。しかし、お母さんから「小野寺さんが来てくれた」とすごく喜んでいたことを言われ、「そうだったのか。こっちには直接感情を出してくれないんだな」と思いました。

【医師との交渉・調整】

今までの経験から、不安を抱えて抱えて最後に爆発してしまうタイプだということがわかったので、私が必要だと思ったときに対応をしておかないと、後でトラブルが起きるなということを実感しました。本人は、点滴を入れるのも主治医では嫌だと言っていました。CVカテーテルを入れるのも、骨髄検査のときもどんなときも主治医じゃ嫌だと言って、「点滴の針を入れるのはY先生にお願いしてほしい」と違う先生の名前を出すんです。その先生は、本当に上手なベテランの先生なのです。部長は「処置に関してはちゃんと主治医にやってもらったほうがいい」と言ったのですが、私は「今は患者さんがすごく不安に思っているときで、主治医が失敗すればするほどコミュニケーションがうまくとれなくなること」「主治医が処置をしなければ、あとの治療の面でかかわるときには患者さんとのコミュニケーションもとれること、そうすることで信頼関係もだんだんできてくると思うので、それまでは患者さんの言うとおりにY先生が処置をしてください」とお願いしました。そしたら、「処置を通して患者さんとやっていくのが主治医なんだからそれはできない」と言われたんです。

でも、私には「部長よりもこの患者さんのキャラクターを知っている」という自負がありましたので、「今回だけお願いします」と言いました。「私を信じてください」とは言いませんが、そういう気持ちで言いました。そのときは主任も立ち会っていて、主任も一緒に「小野寺さんがここまで言うんだから」と言ってくれました。結局、「じゃあ、そうしようか」と折れてくれました。私のほうからもY先生にお願いして、Y先生も「自分がいるときであればやります」と言ってくださったので、極力患者さんの意向にそうようにしました。そういうふうにしているあいだに、だんだん主治医の処置も受け入れるようになってきました。信頼関係もできてきていて、私は時間が経てばきっとそうなると思っていました。このように関われたということ、先生を説得できたというのも、やっぱり経験があってのことで、たぶん先生も私を信頼してくれていたからだと思います。

【その後の対応】

その後は、トラブルにはならずにすみました。とにかく一つの問題に対して、考えられる方面からの対応は全部やりました。精神科の先生にも主治医にも診てもらい、「じゃあ、こうしていきましょう」という感じで対処して落ち着いて実施できました。その次にまた入院してきたときも、主治医が「そわそわしたときにはこういう点滴を使ってください」という指示を出しておいてくれるんですが、その指示がないときには早めに「出しておいてください」と言っておいて、たまたま自分がいるときにそわそわし始めたときには、もう内服じゃ効かないから、とりあえず点滴をしようと。

ご本人もわかっているので、「患者さんと相談してこういうことにしました」という感じで始めたら、そわそわも長く続きませんでした。精神科の先生からも、「慣れた対応だったので、患者さんも安心して任せておられるようです」という内容の返信をいただいて、すごく嬉しかったです。ちょっと自信がもてたかなと思いました。

行為：【受け持ちになる】【要求に応える】【考えられるすべての対応をする】

小野寺さんが記載した事例と、小野寺さんが語った内容は、Ｆさんに関することに焦点化されており、Ｆさんに関する内容とそのＦさんに対する小野寺さんの関わりが述べられていた。ここでは記載された事例と語られた内容の双方から、小野寺さんの「行為」を抽出し、そのなかに含まれている「判断」について解釈し、説明を試みた。小野寺さんがＦさんに対し、多くの関わりやその背後で医師や看護チームと調整していること、その小野寺さんの行為を支える小野寺さん自身の姿勢や自負心が存在していた。

受け持ちになる

小野寺さんは「印象に残った場面」でもＦさんを詳細に記述し、インタビュー時にはさらに詳細にFさんを語っている。その内容で特徴的なのは、Fさんの白血病の経過のみならず、入退院を繰り返している経過のなかでつかみ取ったFさんやその家族の人間像についての独特な描写の仕方である。小野寺さんは、Fさんやその夫を描写するときに、「お嬢様のようなタイプ」「子どものために何かを作るとか、手紙を書くとか、そういうタイプの人ではない」「確認し、安心するタイプの人」「不安を抱えて抱えて最後に爆発してしまうタイプ」「ご主人はムンテラのときにもノートを用意して書くようなタイプの人」という表現を用いている。小野寺さんが比喩を用いFさんやその夫を描写するということは、Fさんとその家族を【丸ごと把握】し、そのまま受け止め、Fさんが入院の目的である化学療法を受けて無事に退院するという目標の達成に向けてなすべきことをしようと考えていることがわかる。そのために、今までの経過をよく知っており、Fさんの人となりをよく知っている自分が受け持ちになることが必要と考え、トラブルが起きたときに迷わずFさんを受け持つことを決定している。

要求に応える

小野寺さんがFさんとの関係のなかで考えたこと、つまり判断したことは、Fさんを「お嬢様のようなタイプの人」と捉えたことからスタートしている。最初の入院が半年という長期間であったことから、そこでのＦさんの「タイプ」を知り、それをＦさんのわがままとか、勝手な言い分と捉えることなしに、「お嬢様のようなＦさん」をそのまま受け止めているのが、小野寺さんの姿勢といえるだろう。また、そのまま受け止めているということが、小野寺さんの「判断」でもあり「行為」でもあることが特徴的である。つまり「考えたこと」は「行ったこと」であり、小野寺さんの実践には「判断」と「行為」の境界がなく、凝縮されている。ここには時間の経過のなかで捉えたＦさんとその家族像があり、臨床判断として捉えることができる。そのような判断にもとづいて行ったことは、「入院に際してはいつも同じ位置の個室が用意できるように気遣う」ことであった。これには、小野寺さんのみならず、この病棟の師長・主任・クラークみんながそのほうがよいと判断し、Ｆさんの意向にそうようにしていることも見逃せない。

小野寺さん自身は、日々の仕事のなかで、ケモが始まるとそわそわして落ち着かなくなり、「助けてください」というＦさん、最初のケモのときにＣＶカテーテルを自分で抜いてタクシーに乗ってしまったＦさん、子どもに何かするよりも自分のことが不安で仕方がないＦさんを、そのまま理解していったと考えられる。小野寺さんの言葉を借りれば「私がＦさんのキャラクターをよく知っている」ということになる。

実際には細かな判断が連続して行われていると推測されるが、次に小野寺さんが考えたことは、今回の入院で、「今回はいつもと違い主治医が転勤のため代わって」いて、「加えていつもフォローしている精神科の医師も代わってしまい看護も違うチームが担当すること」になっていて、「最初からトラブル続き」で、小野寺さんは気になりながら成り行きをみていたと推測できる。

ことの発端は、処置の際に気胸になったFさんが「気胸でトロッカーが入り、動けなくなった」こと、その後「発熱が持続したこと」が納得できず、ご主人が「主治医を代えてほしい」と電話をしたときのことが挙げられる。小野寺さんはこのときは違うチームにいて受け持ちではなかったが、今担当しているチームの看護師は自分よりFさんのことを「知っていない」し、「この状況であれば怒るのも無理はない」と考えて、「自分が受け持ちになること」にした。

その後の行動は、Fさんの希望にそうために行った力強いものであった。「主治医と病棟部長に事情を話し」「家族に電話をして来てもらい」、「病棟部長、主治医、夫とその母と自分で」話し合いの場をもっている。家族は病棟部長の説明で「一応納得する」が、Fさんは「点滴や骨髄検査は主治医にはやってほしくない。Y先生にやってほしい」と言う。ここで小野寺さんは「この患者のことは私が知っているという自負心」があり、Fさんの希望通りにすることが一番よいと判断している。その背景には「最初の主治医のときも、主治医を信用できないと言っていて、コミュニケーションがとれるようになるまで二〜三か月かかった」こと、「不安を抱えて抱えて最後に爆発してしまうタイプ」であるとFさんを捉えていることがある。主治医との関係を作るためにも今はY医師が点滴や検査をしたほうがいいと判断しているのであり、主治医を排除するための判断ではないことも語られた内容から理解できる。

小野寺さんは、この自分の判断をもって、病棟部長に交渉をしている。部長は「処置は主治医がやったほうがいい」と言うが、小野寺さんは「今は患者さんがすごく不安に思っているときで、主治医が失敗すればするほどコミュニケーションがうまくとれなくなる」こと、「主治医が今処置をしなければ、他の治療の面で関わる分には患者さんとのコミュニケーションもとれること、そうすることで信頼関係もできてくる」ことを話した。「私を信じてください」という気持ちで話した小野寺さんを、主任看護師も「小野寺さんがここまで言うのだから、そうしてください」と後押ししている。部長も、小野寺さんの言葉でいうと「私を信用してくれている」ことから、「じゃあそうしようか」と言うに至っている。「私を信じてください」と言った小野寺さんには「Fさんのキャラクターは部長よりも私のほうが知っているという自負心があった」。

その後の経過は、小野寺さんが予想したとおりであり、Y医師も点滴を引き受け、Fさんと主治医との関係も「だんだん主治医の処置も受け入れるように」なっている。Fさんはトラブルもなく経過していくが、このことについて小野寺さんは「ひとつの問題に対して、考えられる方面からの対応を全部やりました」と表現している。確かに、主治医、病棟部長、精神科の医師との調整をしながら、化学療法でそわそわしてしまうFさんを退院まで支援し、その後の入院でも継続した関わりをしながらFさんを支えたことが理解できる。

考えられるすべての対応をする

Fさんへの関わりを記載し語るなかで、小野寺さんは自己の感情についてはほとんど触れていない。唯一語っているのは、小野寺さんによって語られた最後の部分に「ちょっと自信がもてたこと」と表現されているのみである。Fさんに対して考え、直接的・間接的に行ったことは、自分にも本音で話してくれないFさんという人をそのまま受け止め、不安が蓄積され爆発することがないように気遣い、Fさんの希望にそうために家族や医師たちと調整や交渉を行い、主治医との関係性を大切にしながら、見守ったことである。

ナースステーション内で小野寺さんが行った薬剤の調整や、精神科の医師を含めた医師たちとの交渉などは、Ｆさんや家族は直接的には知ることができないが、白血病という病を抱えたＦさんとその家族が、不安を最小限に止め、療養できたことは小野寺さんの力によるものと考えられる。小野寺さんは、自分の感情で相手を捉えることなしに、Ｆさんの気持ちを尊重し、気持ちに心を傾けていた。小野寺さんは、Ｆさん以外の患者に対しても、積極的に患者の希望を聞くようにしており、そのことを大切にして主治医と交渉をしている場面についても話している。そのなかで「患者さんの気持ちを尊重して、医師に交渉する看護師は他にもいますか」という問いかけに「二、三人います」と答え、「どうしてそういうことができるのでしょうか」という問いには、「思い入れですよね」と答えている。この「思い入れ」が、ポラニー[6]のいう「コミットメント」に通じるものではないだろうか。

『知』：クライアント全体を支える関わり

小野寺さんが、思い入れに従って、「考えたこと」と「行ったこと」が、どうして可能になったのであろうか。小野寺さんは、他の病棟で三年間の経験を積み、この病棟では七年目の経験をもっている。この経験のなかで「病棟部長との信頼関係」や、「小野寺さんがここまで言うのだから、そうしてください」と主任が後押しをするような関係性を築き上げてきたのだ。

小野寺さんのこのような「判断」と「行為」を可能にしているのは、七年というこの病棟での経験から、チームメンバーの構成や特徴や限界、医師の考え方や医師との信頼関係、主任との関係など、その空間に馴染み、空間のなかで自由に行為していることが前提にある。患者の部屋の調整、受け持ちになることの決定、医師との交渉、主任を巻き込む力などで自分らしさを発揮している。また、自分でなければできないことも知っていて、だからこそFさんの関心に専心し、周囲を巻き込み、自分の考えを遂行することができたと考えられる。

●存在の仕方：相手に配慮する世界

「関わりの『知』」を用いる看護師は、自由に広い空間のなかにいて、クライアントに配慮する世界を造り出している。

小野寺さんは、白血病で入退院を繰り返しているFさんを【丸ごと】理解し、Fさんの意向にそうように、病室の準備・化学療法時の対処、爆発を起こした後の医師への強引な交渉と調整・家族への関わりを、信念をもって行っている。爆発を起こしたときには、「自分が受け持ちをする」と決め、Fさんへの直接的なケアをすることはもちろんのこと、周囲を巻き込んだ交渉や調整は、他のパターンの『知』を用いている看護師とは異なる信念と力強さがある。

また「関わりの『知』」を用いたもう一人の看護師も、ターミナル期にある患者に対し、「自分が受け持つこと」がこころ休まることと考え、部屋が変わって担当のチームでなくなってからも受け持ちを継続している。「関わりの『知』」を用いる看護師は自分が受け持つことがFさんと家族にとってよいことと考える【自負心】がある。このことが可能になったのは、業務量の偏りや負担感があってもそのほうがいいと考えた病棟の看護師たちの協力があってのことである。

このような看護師の存在の仕方は、病棟内の人物や物理的環境を知り尽くし、そのなかで、目の前のクライアントに対し配慮するというものである。配慮するためには、自分がよいと考えたことを貫く、信念や確信があることがわかる。

●意味の捉え方：全体的

この「関わりの『知』」を用いる看護師は、今そこで起こっていることの意味を、過去の多くの事例との関連で瞬時に丸ごと把握している。

「閉ざされた『知』」を用いる看護師は、相手の状況が捉えられず、【説明や説得】をし、【期待する結果で関わる】ことや【期待する答えをもって関わる】ことがある。また自分の世界のなかで仕事をし、クライアントの状況を【見ないようにする】こともある。そのため、意味を捉える際に、一つの見方や考え方しかできないという特徴をもっている。一方、「相互作用の『知』」を用いる看護師は、時間の経過のなかで患者や家族を【観察】し、【忍耐】強く相手の反応を待ち、【瞬時の判断】をすることができるようになり、今起きている現象を幾つかの方向から多義的に把握している。

「関わりの『知』」を用いた看護師はさらにそこで起こっていることの意味を全体的に捉えているのだが、それはどういうことであるのか。

小野寺さんは、化学療法を受けると「そわそわして落ち着かなくなり」、「小野寺さん、助けてください」というFさんを「お嬢様のような人」という【比喩】を用いて表現し、そのまま受け止めている。小野寺さんにとって、Fさんが化学療法を無事に乗り越えて退院することが重要だと考えているので、どのようなタイプの人であってもそのまま受け止めることができるのではないだろうか。相手の性格やタイプに反応するのではなく、その人がどうしたら目標を達成できるのか、その人にとって化学療法がどのような意味があるのかに焦点が当たっている。このことから意味の捉え方がその場その場の状況を越えていて、広く深くなるのだと理解できる。また、Fさんと家族が大爆発を起こし、「主治医にはC

Vカテーテルの挿入をしてほしくない」と言ったときにも，「主治医との関係はいずれ作ることができるので，そのためにも今はFさんの気持ちを尊重することが大事」と考え，医師たちに交渉し調整している。

このように小野寺さんは，時間の経過のなかで相手への理解を深めており，これにより状況の意味，入院や病気の意味をクライアントの立場から捉え，必要な支援へと結びつけていることがわかる。

●関心のあり方：相手の関心に気遣う，専心する

この「関わりの『知』」を用いる看護師は，クライアントの関心に気遣うという特徴をもっている。

「閉ざされた『知』」を用いる看護師は，自分の感情に支配されがちで，関心が自分に向かっていく傾向がある。つまり，【期待している自分】【自分を受け入れてくれる】【自分が知りたい】【自分の忙しさ】に関心が向いていることが示されている。

「相互作用の『知』」を用いる看護師は，今までの経験で培った「クライアントを知る」という行為を通して，関心をクライアントに向けている。しかし「関わりの『知』」を用いる看護師のように，行為のなかに判断が凝縮して用いられているのではなく，常に「判断」と「行為」を自分で意識しながら，合理的に関連づけ相手に関わるという特徴がある。具体的には、【互いに配慮している関係性】【家族との日々の関わり】【気持ちの尊重】【願いを叶えたい】【積極的な関わり】をしており、いずれも相手の関心に自分の関心を注いでいることがわかる。

一方、クライアントに対し、「こうしたい」という自分の考えや判断があっても、そのときの状況やクライアントの変化によってはできない場合があり、そのときは【葛藤】や【追いつめられる】という感覚を体験している。しかし、この体験は、相手に関心を向けているからこそ生まれる感情である。

小野寺さんの実践から、【相手の関心に配慮する】【専心する】とはどういうことであるのかについて説明する。

小野寺さんは「お嬢様のようなタイプ」であるFさんを丸ごと受け止め、無事に化学療法を終えて退院することを支援している。化学療法を受けるときのFさんは不安が強く、「小野寺さん助けてください。私大丈夫でしょうか」と落ち着かなくなることが多く、小野寺さんは鎮静剤を多めに使い乗り切るという対処法をとっている。小野寺さんは自分は、Fさんへの関わりを心得ていると考えているが、それは化学療法を乗り切って病気を治したいと考えているFさんの気持ちを理解し、そのことがFさんにとって重要だと確信しているからである。小野寺さんの行為は、Fさんが無事に化学療法を乗り越え退院するという目標に【専心】していることがわかる。そのために医師への交渉や、化学療法時の対処など、すべてFさんが落ち着けるように配慮している。このことについて私が「どうしてそういうことができるのでしょう」とたずねたとき、小野寺さんは「思い入れでしょうか」と答えているが、その言葉の通り、小野寺さんはFさんを「思いを込めて」看護をしていたのだと考える。

小野寺さんの関心の向け方は、クライアントが病気を治したいと願っていること、クライアントと家族との互いの思いやり、家族について触れてほしくないという気持ちを大切にし、そこに配慮しながら関わり続けていることで特徴づけられると考える。

『知』の獲得過程

看護師が臨床で用いる『知』の特徴とその反省的実践

これまでの研究から、看護師が臨床で用いる『知』の特徴が示された。すなわち、看護師が臨床で用いる『知』には「閉ざされた『知』」、「相互作用の『知』」、「関わりの『知』」という三つの『知』のパターンがあり、それぞれの『知』には、その『知』を用いる看護師のその場での「存在の仕方」、状況に関する「意味の捉え方」、その場での「関心のあり方」が異なることが示唆された。また、看護師が「印象に残る場面」を記述し語るとき、一人の看護師が複数の『知』を用いていることが示された。

つまり、看護師は臨床で行為(実践)しながらクライアントを理解していること、看護を行った後にも何かを感じ考え意味づけていること、そしてそこでの感情や思考はその場の状況に依存していることが確認できた。また、クライアントの死を経験した看護師は、そこで死に至るまでの自分の関わりを深く洞察していた。人生の終焉の場面に関わることは、看護師に深い洞察と厳しい自己反省を促すことにつながっていた。

ショーン[7]は、現代の専門家は従来までの技術的合理性にもとづく技術的熟達者ではなく、行為のなかの省察にもとづく反省的実践家であると指摘している。「反省的実践家」という考え方は、「専門家の専門性とは、所与の科学的技術の適用でもなければ、スペシャリストとしての役割の限定でもない」ということである。「反省的実践家」はクライアントが抱える複雑で複合的な問題に、「状況との対話」として特徴づけられる特有の実践的認識論によって対処し、クライアントとともにより本質的でより複合的な問題に立ち向かう実践を遂行しているという。さらに「反省的実践家」は自己との対話も同時にしている。

つまり専門家の専門性とは、活動過程における知と省察それ自体にあるとする考え方であり、思考と活動、理論と実践という二項対立を克服した専門家モデルであるとしている。「反省的実践家」の知をとらえる鍵は、「行為のなかの知(knowing in action)」「行為のなかの省察(reflection in action)」「状況との対話(conversation with situation)」という三つの概念である。ショーンは「わたしたちの知は通常、行為のパターンや扱っている素材に対する感情のなかに暗黙に存在しており、不明瞭なものである。わたしたちの知は行為のなかにあるといってよいだろう」(8)と述べている。そして「行為のなかの省察の大半が、驚きの経験とつながっている。直観的で無意識的な行為は、予想した結果以上のものを生み出していないときは、特にそれについて考えようとはしていない。しかし、直観的な行為が驚きや喜び、希望や思いもかけないことへと導くとき、私たちは行為のなかで省察することによってそれに応える」(9)。

ショーンの行為についての考え方はこの研究の協力者である看護師たちの『知』においても確認することができた。加えて、人生の終焉の場に存在することが、看護師の省察をより深いものにしていた。

すなわち、看護師たちはクライアントとともにいる場面で、「時折寂しそうにするのが気になって……」「そのことで話しかけるのは今は適切でないと考えて……」「少し動くと呼吸が苦しい状況を見ていたので、苦しさについてはわかっていました」という表現が示すとおり、その人の状況をその場にいることで理解し、同時にその状況について深く考え行為をしていた。死の場面を取り上げた看護師は「自分のしたことが本当によかったのかどうかわかりません」「今だったら、患者さんの思いをかなえてあげたい」と、そこでのできごとと自分が行ったことを数か月経った時点でも引きずりながら考えていた。またその際、そのときに起きている現象のみで判断せずに、日頃のその人の様子や今のその人の状況を時間の経過のなかで理解していた。

ベナーの臨床技能の習得段階と三つの『知』

ここでは、看護師の『知』の獲得の過程について、ベナーの理論[10]を用いて考察しよう。ベナーが看護界に与えた功績は、大きく分けて二つの点が挙げられる。第一点は、看護師の臨床技能の習得段階について、看護師には初心者(Novice)から、新人(Advanced Beginner)、一人前(compitent)、熟達者(Proficient)、エキスパート(Expert)という五つの技能の特徴があり、それは段階を追って身につくもので発展する性格があることについて論じたことである。これはドレイフェスのモデル[11]を基盤として、看護師の臨床技能を参加観察とインタビューデータから導き出した研究の成果である。そのなかで、初心者から一人前までは、時間が経過するなかで多くの看護師が身につけることができる技能であるが、一人前から熟達者への変化には質的な飛躍が必要であり、経験の長さだけで熟達した看護実践が可能になるのではないことを論じている。

第二点は、臨床技能の習得段階の最終段階であるエキスパートの看護師たちのもつケアの卓越性について、多くの範例を用いて示したことである。ここでは、ベナーの臨床技能の習得過程と本研究の結果から示された『知』の発展する過程について検討する。

先述のようにベナーは、看護師の臨床技能の習得過程には五つのステージがあることを見出した。看護師になることをめざした人は、看護の学習を開始するが、これは他の分野の学習とは異なり、看護師という職業―つまり実践―と強く関連のある学習であることから、看護師をめざす学生たちは学生でありながら看護師の役割を学習するという立場で学習をすることになる。

ベナーは学生時代をNoviceと称しており、これは初心者という意味でもあるが、Noviceという言葉は「見習い尼僧」という意味をも含んでいる。つまり、看護学生は特に実習という教育課程のなかで、看護師という職業について学習するのであり、そこには机上の理論を越える現実がある。私は初心者である学生時代のことについての直接的なデータはもっていないが、前述の新卒看護師である勝又さんは「学生時代は一人の患者さんとゆっくり関わり合う時間があった」とふり返っており、五年目になる大山さんは「学生の頃だったら、一人の患者さんと一緒にいられたので、細かいところまで気づいていたのですが……」と、今の状況と対比して学生時代の状況を述べている。他の看護師たちのデータにも学生時代を想起した記述や語りがあり、このことは看護師たちには臨床の場に初めて参加したときの印象が刻印されていることを意味していると考えられる。

ベナーは初心者の特徴として「初心者は、状況について経験がないので、そこでどのように振る舞うことが期待されているのかがわからない。このような状況に参加し、必要な技術を磨いて経験を積むために、客観的な属性、つまり体重、摂取量と排泄量、体温、血圧、脈拍およびその他の客観的で測定可能な患者のパラメーターといった状況についての経験がなくともわかる課題についての指導を受ける。初心者はまた、異なった属性で活動できるようにと、非文脈の原則を教えられる」[12]と述べている。

私のこの研究では、ベナーが述べるような振る舞い方への戸惑いや、どのように非文脈の原則を学んだのかについては語られず、患者とゆっくり関わることができたという側面に焦点が当たっていた。このことは、看護師にとって文脈に馴染むことや状況について理解するということは、実践の場で暗黙のうちに獲得されることであり、新人になって意識化されるのは、学生時代の患者との関わりの意味やそこで得られた手応えや課題に関することであると考えられる。

ベナーの理論は現実の看護師の臨床技能の習得段階を非常によく捉えており、日本の看護界においてもこの理論の有用性が認められている。しかし、ある段階から次の段階に進むとき、そこに何が関与して、看護師たちがどのように変化していくのかについては明らかにされていない。看護師たちがある日突然新人から一人前に、一人前から熟達者になるのではないことは経験上からも推測できるが、それではそこに何があるのかは言語化されていないことになる。

この研究から、看護師たちが用いている『知』とその特徴を示すことができた。その内容は、各段階で行きつ戻りつしながら次の段階へと進んでいく看護師の姿を、『知』という側面から描き出していると考えることができる。ここでは、ベナーの述べるある段階から次に段階に進む際の『知』の用い方について、得られた結果をもとに考察することとする。

①新人から一人前への過程

本研究の結果得られた、看護師が臨床で用いる『知』の三つのパターンは、大枠としてはベナーの臨床段階の習得過程と一致していた。しかし、一人の看護師が複数の『知』を用いており、三つの『知』の間を行きつ戻りつしながら、螺旋《らせん》状に『知』が進化していることから、看護師が臨床で用いる『知』をベナーの習得段階と対比することには若干の限界もある。

つまり、「閉ざされた『知』」を用いる看護師も、そこでクライアントと相互作用が行われていないことを直観的に感じ取り、他者の模倣や先輩からのアドバイスによってふり返りながら行為を変え、「相互作用の『知』」を用いることがある。また、「関わりの『知』」を用いている看護師も、常にそうであるのではなく、「閉ざされた『知』」や「相互作用の『知』」を用いながら、相手の世界を理解しその関心を洞察するというプロセスで「関わりの『知』」を用いていた。「閉ざされた『知』」を用いているとき、看護師は無力感を感じることが多く、熟達者(中堅)になり安定したケアを提供できるようになる過程において、状況を理論知と結びつけるような支援が必要であることが確認された。

②一人前から熟達者への過程

それでは「相互作用の『知』」で特徴づけられる『知』を用いる看護師の臨床技能の段階は、どうであろうか。「相互作用の『知』」を用いることで特徴づけられた看護師は、この研究のなかでは最も数が多かった。笠原さんと池田さんは二人とも四年目の看護師であった。ベナーの理論から考えると、一人前から熟達者への過程にある看護師たちであると推測できる。この研究において「相互作用の『知』」を用いている看護師は三年目から九年目の看護師たちであり、一人前から熟達者になるためには、経験年数だけではなく経験の質が関与しているということから、経験年数の多寡で考えることはできないことを示唆している。また、だれでもが熟達した看護ができるようになるわけではないことから、一人前の段階にとどまる看護師が多い理由が理解できる。

「一人前」の看護師の臨床技能は前述したように、「この段階は、長期的目標や計画を立てて意識的にじぶんの活動を行うようになる頃である。その計画では、現在および予想される将来の状況でどの属性や局面が最も重要なのか、あるいは無視できるのかがはっきりしている。それゆえ、一人前ナースにとっては、計画はパースペクティブであり、問題を熟考し、抽象的・分析的な企画にもとづいているのである。一人前ナースは、中堅(熟達)ナースのようなスピードや柔軟性には欠けるが、看護の場面での統率力はあるし、多くの偶発的なできごとに対処し、管理する能力は持っている。この技能レベルの特徴である、意図され吟味された計画の立案は、能率を高め、組織化を達成するための助けとなる」[13]とされている。

また、熟達者については、「中堅ナース(注：翻訳では中堅ナースとされているが、ここでは熟達者として捉えている)に特徴的なことは、状況を部分的というよりも、全体として捉えるということである。そして実践は、格率によって導かれる。知覚するということがここでのキーワードである。ものの見方は思考によるものではなく、経験や最近のできごとに根ざした〝現在そこにあるもの〟である。中堅ナースは、状況をまるごと理解する。なぜなら彼らは、長期的目標に立ってその意味を知覚するからである」[14]と述べている。

ここでの一人前と熟達者の相違は、ドレイフェスのモデルによると、一人前は「状況に依存し、顕著な点を認識することができ、全体の状況を分析的に把握し、合理的に決定をする」のに対し、熟達者は「状況に依存し、顕著な点を認識することができ、全体の状況の把握は全体的であり、決定の仕方は合理的である」とされている。つまり、決定的な相違は「状況の把握の仕方」の相違であり、一人前は「分析的」であり、熟達者は「全体的」という点である。また、「知覚するということがここでのキーワードである」とされていることから、熟達者の看護師たちは重要な局面を知覚できるようになるために、多くの経験を必要としていることが示唆されていると考える。

③熟達者からエキスパートへの過程

ベナーによると、「エキスパートの実践家は、状況を理解して適切な行動と結びつけていく際に、もはや分析的な原則(ルール、ガイドライン、格率)には頼らない。エキスパートナースは、背後に豊富な経験があるので、かなりの範囲の実りのない二者択一的診断や決定について、不経済な検討をせずに、いまや状況を直観的に把握し、問題領域に正確にねらいを定める[15]」という。また、ベナーは「エキスパートナースのクリニカルジャッジメント」について、「エキスパートの看護師は患者に巻き込まれ、そのクリニカルジャッジメントには、少なくとも相互に関連する『倫理的関心』『ケアしながら知る』『特定の状況と看護師の情緒的反応』『直観』『患者の身の上話、意味、意図と関心の理解』の五つの局面がある[16]」

と述べている。

この『知』を用いるとき、看護師は自由に広い空間のなかにいて、クライアントに配慮する世界に存在していた。今そこで起こっていることの意味を全体的にまた長期的な展望のなかで捉えており、クライアントをストーリーとして語り、クライアントへの専心によって特徴づけられていた。臨床技能の熟達者の特徴を兼ね備えており、時に直観的な判断をしながら、力強い看護実践をしていた。

④『知』の獲得のプロセス

以上のことから、ベナーの臨床技能の習得段階と、看護師が臨床で用いる三つの『知』のパターンには、大枠で捉えると発展していく段階には共通性があることがわかった。

看護師が臨床で用いる『知』として、「閉ざされた『知』」「相互作用の『知』」「関わりの『知』」の三つのパターンがある。いずれのパターンにも看護師の「判断」と「行為」が含まれており、「行為」のなかに看護師の考え方や思いという「判断」が包含されていた。さらに、見出された『知』には、いずれも看護師とクライアントとの関わりの側面が含まれていた。

例を挙げると、「閉ざされた『知』」を用いた勝又さんは、夜間不穏を訴えるBさんに対し、説得や説明を繰り返すが、Bさんは落ち着かず、勝又さんは自分の気持ちが伝わらないことで苛立ちを感じている。勝又さんは、関われないことへの無念さや無力感を示していると考えられる。

「相互作用の『知』」を用いている笠原さんは忍耐強い関わりでDさんの信頼を得ることができたことを述べており、池田さんは急変時に自分のとった行動がEさんにとってどうであったのかが確認できず、今でも葛藤を引きずっていることを述べている。ここでの関わりは、笠原さんは自分の満足感につながっているが、一方の池田さんの場合は、苦しいと言いながら亡くなっていったEさんの本当の気持ちがわからないために、今でも葛藤を引きずっている。このことは、〈臨床の知〉としての看護の『知』の特徴を言い当てているといえるだろう。ポラニーは「われわれ自身の存在の最も著しい特徴は、われわれが感情を持っていることである[17]」と述べているが、看護師は〈臨床〉で出会ったクライアントとの間での出来事を、自分の感情をとおして捉えているのである。

つまり、「閉ざされた『知』」と「相互作用の『知』」は、「関わりの『知』」が生成されるのに先立って用いられる『知』ではあるが、これら二つの『知』を用いている看護師は、「関わりの知」をめざしているものと考えることができる。

『知』の獲得のプロセスには、「閉ざされた『知』から相互作用の『知』」へ、「相互作用の『知』

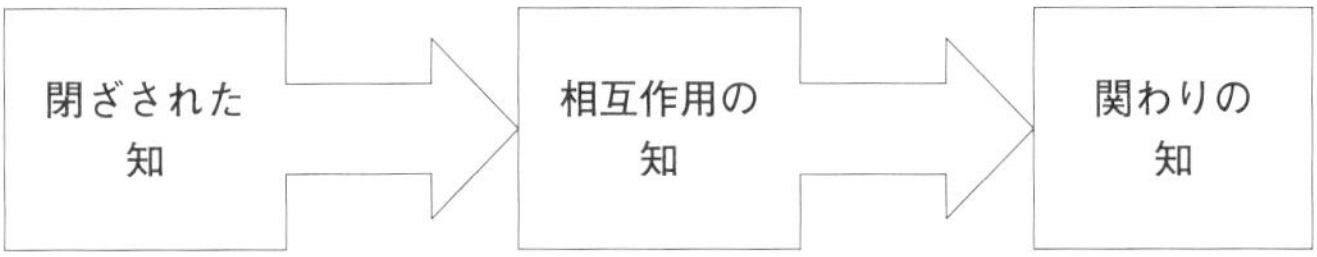

図14　『知』の獲得過程

から関わりの『知』へ」という過程があると考えられる。

看護学は「看護」に関する学問であり、その根源は病む人の看取りの場にあった。人間にとって「生老病死」は、避けることのできない誰でもが体験する人生上の大きな出来事である。本来、「生老病死」は、ブッダ（釈迦）の教えを直接伝える最古の古典である『阿含経』のなかにある仏教用語である。ブッダの一生を記した「仏伝」によれば、最初の説法（初転法論）の章のなかに以下の一説がある。それは「実に苦しみという聖なる真理は次のごとくである。生まれも苦しみであり、老いも苦しみであり、病も苦しみであり、死も苦しみである[18]」ことを示している。

もちろんこのような「生老病死」の場に看護職だけが遭遇し続けたわけではない。このような出来事は、広く一般的に人々の生活のなかに起こっていたのであり、人々は古来よりその出来事に対処してきた。しかもそれらの人生の大きな出来事である「生老病死」は、突然一つの点として現れるのではなく、一人ひとりの人間の人生の途上の連続的な線の一部として現れるのである。つまり看護学は、人間の生活や「生老病死」などの出来事と深く関わっている学問であり、近代になって自然科学である医学とは近いところで協働を続けてきたのではあるが，異なるパラダイムのなかで発展し続けてきた学問であると考えられる。

このような意味合いも含んでいるのであろうが，日本で「臨床の知」について初めて体系的に論じた哲学者である中村雄二郎は，その著書のなかで「〈臨床の知〉ということでのネーミングは，直ちに医学的臨床のための知や医学の分野の知を意味するものではない。そうではなくて，今日，領域を越えて必要とされている知の一般的な在り様をさすものであり，近代科学への反省のもとに，それが見落とし排除してきた諸側面を生かした知のあり方であり，学問の方法である[19]」と述べている。中村は，「普遍性・論理性・客観性で特徴づけられる『科学の知』は，〈生命現象〉そのもの，もう一つは対象との〈関係の相互性〉〈あるいは相手との交流〉を無視し，軽視し，見えなくした[19]」と述べており，「臨床の知」はコスモロジー・シンボリズム・パフォーマンスで特徴づけられる知であるとしている。

また，同じく哲学者である鷲田清一は臨床哲学という立場から，「〈臨床〉はひとが特定のだれかとして他のだれかに遭う場面である。〈臨床〉には，そのかぎりで，遭われる他者の偶然性ということが含まれる。〈臨床〉においては，じぶんが他者を選ぶのではなく，他者とそこで遭うのだということ，この偶然性のなかで生成する社会性というものを，《臨床哲学》は視野に置く。この背後には，だれかの「だれ」としての特異性と単独性は，他者との根源的に偶然的な関係のうちにこそ根拠を持つという考えがある[20]」と述べている。

一方、看護師がこのような偶然性のなかで、クライアントと出会う〈臨床〉において、遭うという場面をどのようにとらえているかは、これもまた看護師自身がその場にどのように身を置いているのかに依存している部分がある。一体どの程度の、あるいはどのような経験を積めば、〈臨床〉で偶然に出会う人と社会性を生成していけるのであろうか。森有正は、〈経験〉について以下のように述べている。「本当の経験というのは、絶えず、そこに新しい出来事が起こり、それを絶えず虚心坦懐に認めて、じぶんのなかにその成果が蓄積されていく。そこに〈経験〉というものがあるので、経験というのはあくまで未来に向かって開かれていく。つまり新しいものを絶えず受け入れる用意ができていること[21]」

この研究の結果から、看護師は経験を積むなかで熟練していくことが確認された。新人時代に「閉ざされた『知』」を用いている看護師は、感覚的にその関わりがクライアントの変化を引き出せないことに気づき、模倣や助言を得るなかで「相互作用の『知』」を用いるようになり、一人前の臨床技能を身につけていく。そして「相互作用の『知』」を用いる看護師たちは、状況を分析的にとらえ意識的に仕事を行うようになる。そのなかで、重要な局面が捉えられるようになり、長期的目標に立って知覚することで全体を捉えられるようになる。

これが一人前から熟達者への変化である。しかし、この変化は、だれにでも起きるものではなく、一人前から熟達者へと変化する際には、幾つかの要件があるのではないかと考える。

以下に、看護師が一人前から熟達者へと変化する際に必要な要件について、痛みを伴う経験、行為という身体知、コミットメントの三つの視点から検討する。

痛みを伴う経験―新たな『知』の獲得の条件

中村は、記憶ということについて、「『ひとは経験によって学ぶ』ということを意味するギリシア語の言い回し《ta Pathemata, mathemata》が役に立つ。この言いまわしは直訳すると、ギリシア語では『痛みを感じることがものを学ぶことだ』という意味である」と述べている。また「ここでの〈痛み〉とは、良心の痛みの問題ではなくて、自己の心身へのつよい刻印のことである。したがってある行為が『記憶にない』とすれば、ひとは真剣に行為もしなければ生きもしなかったことになる[22]」と述べている。看護師たちの記憶に残り、事例に記述し話したことは、どの看護師にとっても心身に刻印されたことがらであった。特に、クライアントが死の転帰をとった場面について取り上げた事例には、共通してこの「自己の心身へのつよい刻印」があると考えられた。それは、他の看護師の記述や語りとは異なり、死の場面から遡及的に自分の関わりを省察している点であり、死を看取る看護師たちが、その死に至るまでの関わりを問い直し続ける過程になっているのだと考えることができる。

この〈つよく刻印された記憶〉について、池田さんの事例を中心に読み解くことにする。

池田さんは、以前からEさんの「ばりばりのキャリアウーマンとして仕事をしてきて、自分の気持ちをきちんという人」というキャラクターと、そのEさんが「とにかく楽にしてほしい」という希望をもっていたことを知っていた。Eさんがポータブルトイレに移動したことをきっかけに呼吸困難の状態が刻々と悪化し、顔も真っ白で苦悶様の顔貌になり、「本当に手を差し出して『助けて』という感じで、『どうにかして』という訴え方」になっているその様子は、池田さんが初めて経験するものであった。

そのようなEさんに対し池田さんは、医師からの指示のアンペックでは効果がないと判断し、塩酸モルヒネの使用を考え、家族に説明をし医師に交渉し、Eさんに対し塩酸モルヒネを使用している。このとき、池田さんの「行為」はEさんを知っている自分の「判断」に拠っているが、このような場面を一人で管理することは、池田さんにとっては初めてのことであった。池田さんは、「モヒを使用したときにEさんのレベルが下がり『苦しい』と言われたまま意識がなくなって、私としては悔しいし、もしかするとEさんの命を縮めただけだったのではないかと思います。ですから、『よくやった』というふうには思えないですね」と話している。

池田さんは今でもこのときのことを折に触れ考えていると話しており、このできごとが池田さんの心に刻印されていることがわかる。

この場合、倫理的な側面から考えた場合であっても容認される行為であると考えるが、そのことに納得できる意味づけができないままにこの事例を抱え込んでいることがわかる。このように看護師がクライアントの死を経験するとき、それまでの関わり方を省察する機会になり、痛みとともにできなかったことが刻印されていくことがわかる。これらの省察に伴う痛みが自己のなかで意味づけされた場合、ここで経験した暗黙知が形式知となり看護師のなかに取り込まれていくのではないだろうか。つまりここで池田さんに起こっていることは、「ゆらぎ」あるいは「カオス」であり、これが野中郁次郎のいう、知識の創造の源であると考えることができる[23]。

しかし一方では、このような生死に関わる倫理的な問題に直面する看護師が、何の迷いもなく塩酸モルヒネの使用が最善だと判断することや痛みも伴わずクライアントが望まなかった処置をする場合は、また異なった問題を引き起こすであろう。痛み苦しんでいるその人を前にして、看護師も悩みながら判断するという実践がなければ、そこでの医療には倫理性がないと指摘されることになる。イリイチは「まことに、歴史上、人類の叡智は、《義務、愛、魅惑、日常の仕事、祈り、同情などが、尊厳を失わずに苦痛に耐えることの手段である》ことを教えている。また、かつて《痛みとは、常に自己自身を見いだし、それに対する自己の意識的反応によってたえず形作られる、自己の身体に関する主観的現実の不可欠な部分だと考えられていた》のである。それに、痛みは病気や病人とははっきり区別できず、その一方だけ排除することはできない以上、医者が患者から、麻酔によって痛みに耐える必要性を取り除くことは、つまりは患者との関係を絶つことさえも意味している、と言えるのだ[24]」という主張も重要であり、引きずりながらも考え続けることが必要な領域であると考えられる。

中村は、西田幾多郎の〈純粋経験〉の考えを用いて「西田によると経験するとは事実をそのままに知ることであり、全く技巧や細工を排して、事実そのものに従うことである[25]」としている。池田さんの事例のように、緊迫した状況のなかで池田さん自身が「苦悶様の表情で訴える」Eさん、心配そうに取り囲む家族、外来で処置をしている主治医から見られている存在でもあった。緊迫した場面で能動的に動いている池田さんは、同時に複数のひとから見られている存在でもあったということである。

つまり、看護師はこのような緊迫した場面において、能動的であり主体でありながら受動的な存在なのである。このような状況を中村は、「ところでわれわれ一人ひとりが受動＝受苦にさらされるということは、われわれの自己が決して簡単には自立しうるものではない、ということである。自ずと他者や世界との関係性のなかにあるのである。したがって、われわれの能動あるいは主体は、まさに世界や他者との関係性を組み込んだもの、いや、そうした関係性のうちに組み込まれたものになる。そのことを通して、われわれ一人ひとりは、いっそう深く現実と関わるようになるのである。このようなわけで、われわれにとって、経験が経験になるということは、現実との関わりが深まるということである[26]」と述べるのである。

●──『知』の身体性──新たな『知』の獲得の条件

前述したように、看護師が実践(あるいは行動)を通して現実と関わるとき、そこには言語を発する身体が存在している。東洋思想に依拠する日本人の思想として、「心身一如」という考えがある。この表現は湯浅泰雄によれば「心と身体において見いだされる二元的で両義的な関係が解消し、両義性が克服され、そこから意識にとって新しい展望─開かれた地平といえるような—が見えてくることを意味する」[27]。そして、さらに湯浅は和辻哲郎の身体観を、「空間的場所において身体をもって存在することが、人間にとってもっとも基本的な存在様式である」「古代の日本人においては、主観と客観、心と肉体の区別がなかった[28]」と述べている。

さらに西田幾多郎の「行為的直観」を紹介し、「行為的直観とは、直観に基づいて行為することを意味する」とし、「直観」と「行為」という二つの契機は常に同時的であるとともに一体不可分であるという」「日常的経験の場においては、身体的(感性的)直観は世界空間に対して受動的なかかわり方であり、身体的行為は能動的なかかわり方である」という西田の主張を解説している[29]。

池田さんは身体的直観としては、Eさんの状況の変化を時間を追って観察しており、そのなかで呼吸困難という症状の増強をつかみ取っている。つまり、「直観」あるいは「判断」として捉えている事象は、実にEさんがいるからこそ起こっている事象であり、西田の考え方からすると、受動的なものであると考えられる。Eさんが存在しなければ引き起こされない「直観」であり、「判断」である。

一方、言語を介して捉えられる池田さんの実践は能動的なものであり、池田さん自身から言葉は発せられている。家族に対して「塩モヒを使うという方法がある」と説明したこと、医師に対して二、三度電話をし、指示を聞き、「アンペックでは駄目です」と言ったこと、「挿管は効果がないと思う」と家族に伝えたことなどであり、多くは話していないことが察せられる。

しかし行動としては、「サチュレーションを測定し」「医師に連絡し」「Eさんに状態を確認し」「家族に説明し」などの多くの行動をとっていただろう。このようなとき、「人間の行為に関しては、無言と見えるなかにも、分節化され、意味づけられた言語的なコンテクストが前提されている。また、口先だけで何か言うだけでは実践にならないが、それは言葉が身体性を持った主体によって担われず、内面化されていないからである[30]」という中村の指摘のように、池田さんの行動の一つひとつに込められた言葉が存在したはずであり、それはナースステーションとベッドサイドを行き来する池田さんの姿であり、てきぱきと観察し説明する態度であっただろう。

つまり、「実践とは、各人が身体を以てする決断と選択をとおして、隠された現実の諸相を引き出すことであり」「そのことによって理論が、現実からの挑戦を受けて鍛えられ、飛躍するのである。実践が理論の源泉であるというのは、そのような意味で考えられるべきなのである[31]」と中村が言うように考えることができる。

●――コミットメント

「M・ポラニーは、化学者としての経験に基づいて近代科学の〈非個人性・普遍性・客観性〉の神話を打ち砕いた[32]」といわれている。

ポラニーによると、「〈知る〉ということは能動的な事物の把握であるが、実はこれは、少なからず《技能を必要とする活動》である。他方、技術を以て知ること・為すこととは、一群の個別的要因を手がかりないし活動として、技能的な達成に従属させることなのである。（中略）また、個人的知識は、知る人の個人的な〈関与〉を必然的にもたらす。さらにこの知識は、知的な〈積極的コミット〉であり、したがって、冒険的なものである。つまり、誤るおそれのある〈断定〉だけが、このような客観的知識を与えることができるのである[33]」という。さらに「人間が新たな知識を獲得できるのは、経験を能動的に形成、統合するという個人の主体的な関与によってであるとする。知識とは、主体と対象を明確に分離して、主体が外在的に対象を分析することから生まれるのではなくて、個人が現実と四つに組む自己投入、すなわちコミットメントから生み出されるとしている[34]」。

この研究の経過のなかで、看護師たちが日々の仕事のなかでさまざまな受苦的な出来事に遭遇し、そのなかでもがきながら活動している様子が伝わってきた。小野寺さんは、白血病のために化学療法を受けているFさんが、無事に治療を受けて退院できることを思い、「考えられるすべての対処をしました」と話している。その一つに、主治医の処置を拒否し、ベテランの医師に処置をしてほしいと願うFさんの気持ちを全面的に受け入れ、医師たちに交渉する場面があった。このことに対し、私が「どうしてそういうことができるのでしょうね」とたずねたとき、小野寺さんは「思い入れですよね」と答えている。この「思い入れ」がポラニーのいう「コミットメント」であり、このときの小野寺さんはFさんを対象という立場を超えて彼女の気持ちに入り込み理解したのであり、このことは小野寺さんが現実に自己投入したことによって可能になったと考えられる。

時には、大山さんのように業務をこなすので精一杯と感じ、苛立ちを感じながら仕事をしている看護師もいる。しかし大山さんの場合も、クライアントからの何気ない言葉ではっとさせられ、初心に返ったと表現しているように、苛立ちを感じている自分を反省的に捉えていることがわかる。大山さんも今の現実から逃げることなく自己を見つめることで、また「心を考えてケアをする」ことの意味を見出すのではないだろうか。小野寺さんの実践からも、看護師が臨床で用いる『知』を獲得し発展させるためには、現実と四つに取り組むというコミットメントが重要であることが示唆されたと考える。

●引用・参考文献

(1)パトリシア・ベナー(1984):ベナー看護論―達人ナースの卓越性とパワー、医学書院、1992年。
(2)佐藤紀子:看護婦の「臨床判断の構成要素と段階」と院内教育への提言、看護、41巻4号、127~143ページ。
(3)佐藤紀子:看護におけるナラティブの活用、ベテランナースの実践知を伝承する ナラティブを臨床での教育に活かす、INR129、44~48ページ。
(4)マイケル・ポラニー(1958):個人的知識―脱批判哲学をめざして、長尾史郎訳、50~51ページ、ハーベスト社、1985年。
(5)マイケル・ポラニー(1966):暗黙知の次元―言語から非言語へ、佐藤敬三訳、15ページ、紀伊國屋書店、1980年。
(6)前掲書(5)、43ページ。
(7)ドナルド・ショーン(1983):専門家の知恵 反省的実践家は行為しながら考える、佐藤学・秋田喜代美訳、76ページ、ゆみる出版、2001年。
(8)前掲書(7)、76ページ。
(9)前掲書(7)、91ページ。
(10)パトリシア・ベナー(1984):ベナー看護論 新訳版 初心者から達人へ、井部俊子監訳、4~5ページ、医学書院、2005年。
(11)ヒューバート・L・ドレイフェス(1981):コンピュータには何ができないか 哲学的人工知能批判、黒崎政男訳、産業図書、1982年。
(12)前掲書(1)、15ページ。

(13) 前掲書(１)、18ページ。
(14) 前掲書(１)、19～20ページ。
(15) 前掲書(１)、22～23ページ。
(16) Benner. P., Tanner. C. Vhesla. C. (1996) : Expertise in Nursing Practice : Clinical Judgment, and Ethics. p5-11(佐藤紀子訳)、SPRINGER PUBLISGING COMPANY, U.S.A.
(17) 前掲書(５)、66ページ。
(18) 中村元：原始仏典、筑摩書房、１９７４年。
(19) 中村雄二郎：中村雄二郎著作集Ⅱ 臨床の知、11ページ、岩波書店、２０００年。
(20) 鷲田清一：「聴く」ことの力─臨床哲学試論、１０８～１０９ページ、ＴＢＳブリタニカ、１９９９年。
(21) 森有正：生きることと考えること、55～58ページ、講談社、１９７０年。
(22) 中村雄二郎：正念場─不易と流行の間で、７～８ページ、岩波書店、１９９９年。
(23) 野中郁次郎：知識創造の経営─日本企業のエピステモロジー、70～73ページ、１９９０年。
(24) イワン・イリイチ：脱病院化社会─医療の限界、金子嗣郎訳、１１１～１１７ページ、晶文社、１９７９年。
(25) 前掲書(19)、59ページ。
(26) 前掲書(19)、58～59ページ。
(27) 湯浅泰雄：身体論─東洋的心身論と現代、25ページ、講談社、１９９０年。
(28) 前掲書(27)、45ページ。
(29) 前掲書(27)、49・61ページ。
(30) 前掲書(19)、61ページ。

(31) 前掲書(19)、62ページ。
(32) 前掲書(19)、34ページ。
(33) 前掲書(4)、序文。
(34) 前掲書(4)、43ページ。

第3章

『知』の文献検討

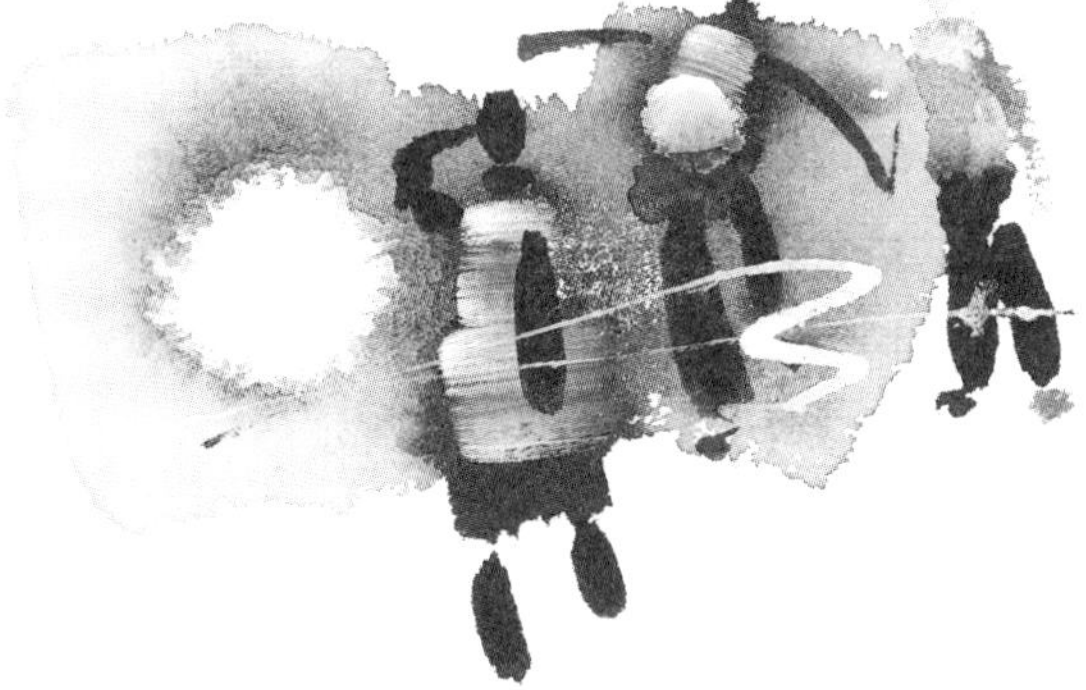

看護師の臨床の『知』とは

卓越した看護実践を行う看護師が臨床で用いている知識は、理論的知識と実践的知識を融合させた臨床的知識であるといわれている[1]。ここでは、私がこれまで実際に看護師個々が臨床で用いている知識(Knowledge)はどのようなものであるのかについて考えてきた足跡をふり返ることによって、広く文献を紹介したり、先人たちの教えをもう一度ともに考えたい。

知識の捉え方

私は、看護基礎教育と臨床看護の場を行き来するなかで、経験を積んだ看護師の優れた臨床判断に触れたことがきっかけで、看護師が経験を積むことの意味を探求したいと考えた。そのことが一九八九年に発表した「看護師の『臨床判断の構成要素と段階』と院内教育への提言(2)」という論文へとつながったことは述べた通りである。当時、「臨床判断」という用語を使っていたが、そのときは広辞苑に示されている「知識とは、知られている内容。認識によって得られた成果。厳密な意味では、原理的・統一的に組織づけられ、客観的妥当性を要求しうる判断の体系(3)」という定義を用いて、判断を明らかにすることが知識の体系化につながると考えていた。しかし、その後、知識についての捉え方が私のなかで徐々に変化していき、たどり着いたのが「看護師の臨床の『知』」という言葉であった。

まず、三つの「知」について考える。一つは従来まで自然科学のなかで重視されてきた「科学的知識」に対するアンチテーゼ(哲学用語で「特定の肯定的主張に対立して定立された特定の否定的主張(4)」)として主張されている「臨床の知(4・5)」、二つめは科学的知識に対し個人的知識の重要性を述べた「暗黙知(6・7)」、最後は「暗黙知」を言葉に変換することで創造される「形式知(8・9)」である。

「科学的知識」と「臨床の知」

知識に関する一般的理解によれば、「知識とは狭義では客観的妥当性を要求されるものではあるが、広義では直観や経験をも含む概念であること(10)」と広辞苑に書かれている。しかし自然科学を中心とする近代科学においては、「普遍性」「論理性」「客観性」が重視され、直観や経験から得られた知見は科学から排除される傾向があった。哲学者である中村雄二郎は、このような近代科学にもとづく「科学的知識」に対して、「臨床の知」の重要性について論述している。私は中村の述べる「科学的知識」と「臨床の知」を看護場面と結びつけながら熟考した。さらに「臨床の知」について、哲学的な視点、教育学的な視点からも吟味した。

●科学的知識

中村は、知識について新たな視点から捉え直しを試みている。彼によると、近代科学で取り扱ってきたのは、知識のなかでも科学的知識についてであった。近代科学は、「普遍性」「論理性」「客観性」で特徴づけられている。以下に、その考えが明解に示されているところを抜粋してみる。「普遍性とは、理論の適用範囲がこの上なく広いことである。例外なしにいつ、どこにでも妥当するということである。だからそのような性格をもった理論に対しては、例外を持ち出して反論することはできない。原理的に例外はあり得ないのだから」「論理性とは、主張するところがきわめて明快に首尾一貫していることである。理論の構築に関しても用語の上でも、多義的な曖昧さを少しも含んでいないということである」。そして「客観性とは、あることが誰でも認めざるを得ない明白な事実としてそこに存在しているということである。個々人の感情や思いから独立して存在しているということである[11]」。

中村の指摘するように、普遍主義・論理主義・客観主義で特徴づけられる科学的知識は、実験室のような限られた空間においてという限定があれば紛うことなく結論を導き出せるのであろうし、法則性も見出せるのであろう。しかし、人間の社会生活においては、科学的知識による解明の試みは、実証不可能なことの羅列であるといっても過言ではないだろう。

そこで私は、科学的だといわれている看護について、その特徴である「普遍性」「論理性」「客観性」に照らして考えてみた。

【看護は普遍性のある仕事だろうか】

「普遍性とは、理論の適用範囲がこの上なく広いことである。例外なしにいつ、どこにでも妥当するということである。だからそのような性格をもった理論に対しては、例外を持ち出して反論することはできない。原理的に例外はあり得ないのだから」という定義が、看護にフィットするだろうか。

たとえば、看護の仕事の一つとして位置づけられている「死後の処置」について考えてみよう。看護が自然科学であり、普遍的なものであるとすれば、「死後の処置」は万国共有の看護技術として位置づけられるだろう。しかし、「エンゼルケア」という用語に置き換えられ日本の看護師にとって意味あるこの技術は、欧米では必ずしも看護師の仕事ではない。米国では患者の死亡が確認されると、看護師の仕事はそこで終了し、エンバーミング（embalming：遺体を消毒、保存処理を施し、また必要に応じて修復し、長期保存を可能にしようとする技法）を職業とする人がその後の処置を請け負うという。私の考えでは、デカルトの心身二元論がＤＮＡレベルに組み込まれている欧米人にとっては、死は生命の終焉であり、遺体は物体として捉えて当たり前なのだろう。一方、日本では、遺体には霊魂が宿っていると考えられており、看護師たちは末期の水を飲ませ、遺体に語りかけながら清拭を行っている。もし、日本の看護師がこの仕事を「看護」として捉えられないのであれば、万国共通の普遍的な「死の看取り方」が生まれるだろうが、そのようなことは今後も起こらないに違いない。

【看護は論理的に考えながら行う仕事だろうか】

「論理性とは、主張するところがきわめて明快に首尾一貫していることである。理論の構築に関しても用語の上でも、多義的な曖昧さを少しも含んでいないということである」という考えについてはどうだろう。

私は医学は自然科学で、医師は科学的な知識を用い診断をしていると理解している。医師は診断する際、患者の病歴を知り、病気の徴候を調べ、診断に似た仮説を明確にし、検査を行う[12]。つまり、基本的には仮説検証的に論理的に診断を進め治療する。子どもが腹痛を訴えた場合、医師は腹痛の原因を列挙し、その原因を一つずつ確認し、当てはまらない診断は消去しつつ最終的な診断を行う。しかし看護師は、「おなかが痛い」と子どもが訴えたとき、医師と同様に消化不良や感染症の可能性を考えつつも、「もしかしたら今日は運動会なのに、ぜんそく発作で入院していて運動会に行けないことが影響しているかもしれない」「昨日、お母さんが面会に来なかったからさびしいのかもしれない」というように、さまざまな視点から子どもの腹痛の原因を知ろうとする。また、身体的な所見がなかったとしても「おなかが痛い」と訴える子どもの痛みを受け止めようとする。「おなかが痛い」と訴える子どもの見方は必ずしも論理的ではなく、自分の感性や感覚を頼りに子どもの全体性を見ようとしていることがわかる。

【看護は客観的な見方で行う仕事だろうか】

「客観性とは、あることが誰でも認めざるを得ない明白な事実としてそこに存在しているということである。個々人の感情や思いから独立して存在しているということである」という考え方は、看護の仕事にとって重要だろうか。私は、看護師はクライアントに関わるとき、いつも自分の身体をその場に置いていると考えている。つまり、ともにいる場で看護が行われている。看護師が検査の説明をする場合、いつも同じように説明するのではなくクライアントの状況を捉えながら説明をしている。早朝尿を検査に出したい場合でも、そのクライアントが四十歳台で検査目的で入院している場合と、八十歳台で入院環境に馴染むのがむずかしい人の場合では検査説明の内容は異なる。看護師とクライアントは相互に観察しあい、相手を見極め、看護師は相手が理解できているかどうかを確認しながら説明を行う。これは客観的な見方では対応できない関わり方であろう。

●臨床の知

普遍性・論理性・客観性によって特徴づけられる科学的知識に対して、中村が名づけた臨床の知は、普遍性に対応するものとしてコスモロジー（宇宙論的考え方）・論理性に対応するものとしてシンボリズム（象徴表現の考え方）・客観性に対応するものとしてパフォーマンス（身体的行為の重視）によって特徴づけられる知識である[13]。

中村によれば、コスモロジーとは、場所や空間を普遍主義の場合のように無性格で均質的な広がりとしてではなくて、一つひとつが有機的な秩序をもち、意味をもった領界と見なす立場であり、マクロコスモス（大宇宙）に対するミクロコスモス（小宇宙）のように、さまざまの具体的な場所や空間のうちに見る見方である。シンボリズムとは、事物には多くの側面と意味があることを自覚的に捉え，表現する立場である。またパフォーマンスとは，工学的な意味での性能のことではないことはもちろんのこと，しばしば誤って考えられているように，ただ身体を使い，身体を動かして何かをすることでもない。身体を使った全身的な表現である場合もあるけれども，パフォーマンスであるためには，何よりも，行為する当人と，そこに立ち会う相手との間に相互作用，インタラクションが成立していなければならない。

つまり臨床の知とは，個々の場合や場所を重視して深層の現実に関わり，世界や他者がわれわれに示す隠された意味を相互行為のうちに読みとり，捉える働きをする。臨床の知とは，諸感覚の協働にもとづく共通感覚的な知であり，直観と経験と類推の積み重ねから成り立っているものといえる。[14]

看護師は，前述した科学的知識の特徴を示す「普遍性」「論理性」「客観性」では説明できない，「コスモロジーの知」「シンボリズムの知」「パフォーマンスの知」を用いて仕事をしていることが理解できる。

●暗黙知と形式知

中村のいう「臨床の知」についてさらに検討を進めた。中村は「臨床の知」を考える基盤としてポラニーの述べた「個人的知識」にもとづいた「暗黙知」の考え方を引用している。ポラニーは物理化学者としての経験にもとづいて近代科学の「非個人性・普遍性・客観性」の神話を打ち砕いた。中村はポラニーからの影響も受けて「臨床の知」にたどり着いたと述べている(15)。

ポラニーはその著書『個人的知識』の序文に「私の出発点は、科学の、対象からの切断の理想を退けることである。そのために私は本書の表題として『個人的知識 personal knowledge』という新しい用語を造り出した。この言葉は形容矛盾に見えるかもしれない。真の知識は非個人的で、普遍的に確立された、客観的なものだと見なされるからだ。しかし、この見かけ上の矛盾は、知ることについての考え方を変えることで解消されるのである」と述べている。そして、「私は『知る』という場合はいつも、それに実践的な知識と理論的な知識の両方を含めることにしたい(16)」とし、理論的知識とは「何であるかを知る knowing what」こと、実践的知識を「いかにしてかを知る knowing how」ことであるとした。実践的知識について詳述すると「芸術やスポーツや工芸を行う能力」であり、「天才がもつ暗黙的な力」であり、「名医の診断技術」であるという。

またポラニーは、人間が新たな知識を獲得できるのは、経験を能動的に形成、統合するという個人の主体的な関与によってであるとする。知識とは、主体と対象を明確に分離して、主体が外在的に対象を分析することから生まれるのではなくて、個人が現実と四つに組む自己投入、すなわちコミットメントから生み出されるとしている。彼は、著書『暗黙知の次元』のなかで「言語から非言語へ」という主張をしており、「我々は語ることができる以上に多くのことを知ることができる」[7]と、語られることを超える個人的な知識の広がりとその重要性を述べた。

経営学者である野中は、日本の企業経営に潜むノウハウを探る過程で、ポラニーの理論を経営学の分野における「知の創造」へと発展させた。野中はそのなかで、「暗黙知(tacit knowledge)とは、語ることのできる分節化された明示的知識を支える、語れない部分に関する知識であり、分節化されず感情的色彩をもつ個人的知識である。しかしこの個人的な知こそ、自らが経験を能動的に統合していく場合には、明示知を生み、これに意味を与え、これの使用を制御するのである。客観的知識を命題としての言語化・形式化可能性という点に着目してそれを形式知と呼び、主観的知識を言語化困難性という点に着目して暗黙知と呼ぶ。暗黙知は大別して手法的技能と認知的技能がある。手法的技能(technical skill)とはいわゆる熟練であるが、認知的技能(cognitive skill)は我々の思考の枠組みともいうべきものである」[17]と述べている。

野中は、ポラニーの理論をもとに、暗黙知を形式知に変換することの重要性を、企業の

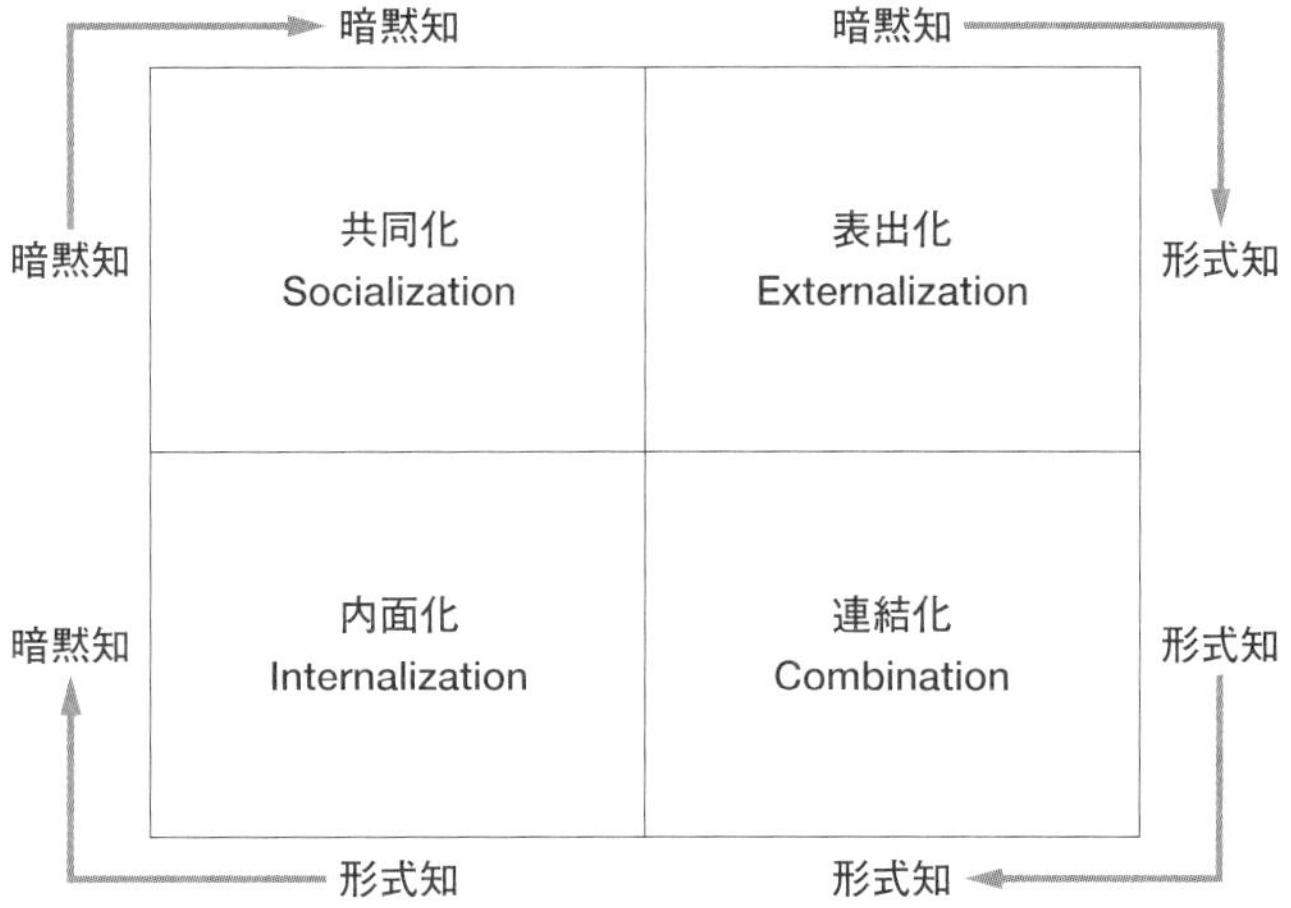
暗黙知
暗黙知
暗黙知
形式知
共同化
Socialization
表出化
Externalization
内面化
Internalization
連結化
Combination
暗黙知
形式知
形式知
形式知
図1　4つの知識変換モード(野中、1996)[9]

知の創造の側面から明らかにしたのである。野中は知の転換プロセスには以下の四つの方法があるとしている(図1)。

①個人の暗黙知からグループの暗黙知を創造する「共同化」

「共同化」とは、経験を共有することによって、メンタル・モデルや技能などの暗黙知を創造するプロセスであり、言葉を使わずに観察・模倣・練習によって暗黙知を獲得することもある。暗黙知を共有する鍵は共体験であり、共体験を通して他人の思考プロセスに入り込むことができる。

②暗黙知から形式知を創造する「表出化」

「表出化」とは、暗黙知を明確なコンセプトに表わすプロセスであり、メタファー、アナロジー、コンセプト、仮説、モデルなどの形をとりながら次第に形式知として明示的になっていく。このときは言葉を用いる。書くことも有効な方法である。言語にすると不適当、不適切、ギャップが生まれ、思考や相互作用を促すことになる。
③個別の形式知から体系的な形式知を創造する「連結化」
「連結化」は異なった形式知を組み合わせて新たな形式知を作り出すことであり、既存の形式知を整理・分類して組み替えることである。
④形式知から暗黙知を創造する「内面化」
これは行動による学習と密接に関連しており、個々人の体験が共同化、表出化、連結化を通じて、メンタル・モデルや技術的ノウハウという形で暗黙知ベースへ内面化されるとき、貴重な財産となる。

この「知の転換プロセス」については後に詳しく述べるが、看護師が『知』を創造し、ともに仕事をするメンバー間で共有するために有効な手段と考えられる。

看護における臨床の『知』

ここまで「科学の知」と「臨床の知」について、看護の場面を引用しながら考えてきた。さらに考えを進めてみる。

「臨床」とはどのような場なのであろうか。看護師が「臨床」という場合、ベッドサイドを意味しており、実際には病院や施設のような医療や看護が行われている場所をさすことが一般的である。私自身も「臨床」をそのように捉えていた。しかし、哲学者である鷲田清一は、「臨床」という概念について、「臨床と非臨床は職業的に区分されうるものではない[18]」と述べている。それでは、「臨床」とはどのような場をいうのであろうか。

鷲田は、「じぶんがそれに関心があるかないかにかかわりなく客の話を聴くばあい、あるいは公私を問わず相談を受けるとき、その会話の場面が〈臨床〉になっている。つまり社会のベッドサイドに。おなじ他者に関わる場面がときに臨床となり、ときに非臨床とみなされるのは、職業としてのホスピタブルな役割を越えたところで、なおホスピタリティを保持しうるような関係の中にあるかどうかにかかっているだろう。そして、〈臨床〉とは、ある他者の前に身を置くことによって、そのホスピタブルな関係の中でじぶん自身もまた変えられるような経験の場面というふうに、いまやわたしたちは〈臨床〉の規定をさらに付け加えることができる[19]」と述べている。

看護は、「患者-看護師関係」という相互作用を基盤とした実践学であり、どのような状況にいる患者であるか、という場を捉えることにより成立する営みである。また、看護師が臨床に存在するとき、看護師は患者を観ているると同時に患者から見られているという存在でもある。

このことから、鷲田の述べる「臨床」は、看護師のいる場ということであり、その場は看護師がクライアントに何かを行うという一方的な関係性の存在する場ではなく、クライアントと看護師が影響しあいながら存在する場と考えることができる。したがって、臨床の場で用いられる知識は、普遍性・論理性・客観性に象徴される科学的知識と捉えるよりは、人々が生活し出会う場で用いられ、その場に存在する人々が相互に影響し合うような場で用いられる臨床の知であると考えることが妥当であろう。

この「臨床」という考え方を鷲田とは異なる視点から述べている人もいる。教育学者である藤岡完治は、看護教育に関わって二十年という経験から、「看護とは、援助を必要としている人間的状況に身体で関わり、身体をもって即応する主体的実践である」[20]と定義した。ここでいう人間的状況とは、「いま、ここ」で経験していることの全体であり、それには価値、信念、経験、期待、意思等が含まれる。自己が変わるということは同時に状況の変化を意味し、状況が変わるということは同時に自己の変容を意味するとし、看護師の臨床の知を「身体の知」と「関わりの知」であるとしている。

身体の知とは、日本人が本来もっている「身心一如」の思想であり、「身をもって知る」「身にしみてわかる」「身を乗り出す」などの場合の「身」である。ここでの「身」は肉体としての「からだ」のことではなく、からだから切り離された「こころ」のことでもなく、世界に関わり世界とともにある「身心一如」の全体としての人間のありようである。関わりの知は、看護者の関わるという意思によって造り出される。そしてそれは私が決して知り尽くすことのできない、しかし、私に呼びかけ、私を必要としている人間的状況への責任ある応答であるという。

鷲田や藤岡の述べる「知」は、私が研究してきたことと密接に関係している。そのことは、第一章で紹介した卓越した看護実践のナラティブのなかに、容易に見出すことができる。

●身体的熟練としての知

以上述べてきたことから、知識の捉え方は一義的ではなく、客観的知識といわれる科学的知識のほかに、主観的知識といわれる「臨床の知」や「暗黙知」「実践知」などがあることがわかった。これらの知の存在は、日々の暮らしを考えれば自明のことでもある。自転車に乗るとき、わたしたちは最初「ハンドルをしっかり握って」「少し遠くを見てペダルを漕いで」というアドバイスで訓練を始めるが、結局は何度も転びながらバランスをとり、ふらふらと走ることができ、そして乗れるようになる。乗れるようになったとき、最初のアドバイスの意味が理解できるのである。

つまり、knowing how は、身体をも包含した知り方であり、頭で考えるだけでは身につかない種類の知である。そこには身体の存在があり、熟練した技能は身体に包含され、行動として具現化される。

哲学者であるドレイフェスは、コンピュータにはできないことは、「人間とそっくり同じように知的に振る舞うこと」[21]であるという。彼は、工学博士である弟とともに一九七二年から一九八〇年にかけて、カリフォルニア大学バークレイ校において、人間が技能を習得する際の五つの段階に関するモデルを開発した。これは、パイロットが飛行機を操縦する技能を獲得する過程について研究した結果得られた知見である。このドレイフェス・モデルは、後にベナーによって看護師の技能習得段階の枠組みに用いられ、看護界に大きな影響を与えた。ベナーは、一九八三年に聖路加看護大学公開講座において、以下の内容について講演をしている[22]。

ここで述べられているドレイフェスの知は、身体的熟練、つまり knowing how を包含した言葉である。彼らによると人が技能を習得し、熟練するには「初心者」(Novice)、「少し経験を積んだ新人」(advanced beginner)、「一人前」(competence)、「熟達者」(proficient)、「エキスパート」(expert)

の五段階を経る。これらの段階は技能の二つの側面における変化を反映するものである。その一つは、抽象的原理に頼っていたのが、過去の具体的な経験を模範として用いるようになる変化である。他方は、対応すべき状況の捉え方と理解における変化である。すなわち、状況ははじめは同じような重要度をもつ要素が集まって創り上げられているように見えるが、次第に重要な要素を一部に含んだ全体的なものとして見えるようになる。

ベナーによると、看護師が臨床で用いる知識には、理論的知識、実践的知識、臨床的知識の三つがあるという。ベナーは、科学哲学者であるクーンやポラニーの考えにもとづいて、「それを知ること(knowing that)」と「いかにするかを知ること(knowing how)」との相違について次のように述べている。

①理論的知識(それを知ること＝knowing that)

現実の状況発生に関する必要十分条件についての公式的に表明された「知」であり、出来事と出来事の相互作用や因果関係についての公式的な表明を含んでいる。

②実践的知識(できること＝knowing how)

実践技能や文化習慣から直接得られる知識。なぜその技能ができるかについて、公式の法則なしで、多くの技能は習得される。自転車に乗るとか泳ぐということはありふれた技能であって、これまで満足のいく公式の説明はない。

③臨床的知識の開発

臨床経験から得られる実践的知識、あるいはノウハウを調べて記述すること。臨床的知識は達人の実践のなかに埋まっており、実際の臨床場面において、解釈学的および民族誌学的調査によって発見される場合もあり、あるいはおおいを取ることができる。

ここで述べた実践的知識とは、「いかにするかを知ること」に関する知識である。これは経験を通し何回も繰り返し行うことで身につく知識であり、状況を知覚し把握するなかで生まれ、文脈のなかで用いられる知識である。臨床的知識とはポラニーのいう「鑑識眼(connoisseurship)」のことである。ベナーは以上のような記述で知識を整理し、さらに臨床判断については、「特定の状況について時間を追って観察し、臨床的状況の変化あるいは状況に関する臨床家の理解の変化を通じて到達した理由づけである[23]」としている。この考え方によると、実践的知識は「身体に根ざした知性[24]」の要素が強く、どちらかというと本人が意識せずに用いている知識を指していると考えられる。

ベナーらによると、これまで「身体に根ざした知性(embodied intelligence)」についての探求は、以下の二つの理由で行われてこなかった。それによれば一つは、「身体に根ざした知性」によって可能になる熟練した技能活動が、知的・反省的活動より低級であると見なされてきたこと。もう一つは、「身体に根ざした知性」がもっともうまく機能するのは、人がそれに注目していないときであり、人の注意に上るのは、通常それがうまく機能しなくなっているときだけだからであるとしている。

このことは、私自身も手術室看護師の器械出しの看護師を対象とした研究[25]のなかで確認したことがあった。手術室で経験を積むということは、初めはわからなかった器械の名前とその使い方がだんだんわかるようになり、三年くらい経験を積むと器械の名称や使い方がすっかり頭になかに埋め込まれ、そうなることで初めて術野を見ながら器械出しができるようになる。そうなると、手術の進行とそれに伴い必要な器械が前もって準備でき、出血などの緊急時にも慌てず対処できるようになる。

このことは採血や吸引などの技術についても同様の傾向があり、採血にたけた看護師は手技を認識に上らせず自然に「身体に根差した知」として用い、そのことで生まれてくる余裕をクライアントの表情や、緊張を和らげる言葉がけなどに向けることができる。熟練というのは意味ある看護師の知恵として蓄積されていく。

看護における『知』と『知』の創造

暗黙知から形式知を創造するために

以上、いくつかの視点から知識について整理してきた。看護師が臨床で用いる知識は理論的知識をよりどころとしながら、経験を積み重ね、熟練していく。熟練した看護師たちはその場の状況のなかにもとづいた実践的な知識を用いていることが示唆されている。熟練した看護師たちが用いている知識は、「科学的な知識」とは異なる「臨床の知」だと思われる。しかしながら、「臨床の知」は語ることができず言語化できないものであろうか。ポラニーは理論的知識と実践的知識を含めて「知る」のだとし、人間が知識を発見し、また発見した知識を真実であると認めるには、すべての経験を能動的に形成、あるいは統合することによって可能となると主張している。そうであるなら、看護師が理論的知識と実践的知識の双方に裏づけられた知識を用いた場合に、「知る」ことができたといえるのではないだろうか。

実践的知識は、身体化されると本人にとっては表現することが困難になるという性格をもっている。しかし、それでもなお、「行為」は意図に導かれているのだとすると、「行為」を導き出す意図は、表現可能であるかもしれない。すべての実践知が言語化可能になるとは考えないにしても、できる限り意図を確認し、意味づけられた「行為」について言語化していくことが必要なのである。そのためには、書くことや語ることが有効な手段になるのである。

●看護における『知』を暗黙知から形式知へと変換させることの意味

このように考えると、看護師が実践で用いる『知』とは、そのときその場の状況に依存し、その場の状況を多義的に捉えた、手で行う技術や相手とのコミュニケーションなどの相互作用をも含む『知』として捉えることができる。実践科学である看護は、当然クライアントに対しての何らかの行為をするのであり、行為は動機や目的をもち意識的に行われる動作である。そうであるならば行為や行為を規定する思考や判断にもこの種の知識が用いられていることになる。中村のいう「臨床の知」は行為をも含めた『知』であることを考えると、

『知』には判断のみならず行為も含まれているのかもしれないし、『知』にもとづいて行為や判断がなされているのかもしれず、『知』と「判断」「行為」の関係性は判然としない。また、看護師が臨床で用いる『知』は、理論的知識を土台にしつつ、書物や他者のもつ知識を経験と融合させながら何らかの形で自己の内面に取り入れ、そのときその場の状況に応じた適切な形に変換させているものと考えられる。

野中は、暗黙知の形式知への変換プロセスでは、人と人との直接的かつ継続的相互作用が重要であると述べている。ある人にとっては単なる情報にすぎないが、聞く人によっては情報を自己のうちに内在化し、経験と融合させることをすればそれは『知』となる。考えを進めると、看護は小集団の共同作業によって対象者にケアを二十四時間継続して行うという特徴があるので、そこでの情報は患者や看護師同士あるいは、他職種との相互作用におけるやりとりや対話などではないかと推測される。つまり、基礎教育や継続教育や日々の実践で得た知識のほかに、モデルになるような看護師の実践や、経験を積んだ看護師の助言なども、個々の看護師の個人的知識を形成しているものであろう。

つまり、看護師が臨床で用いている『知』は、暗黙知のまま無意識的に使われているものもあるし、意識化され形式知へと変換されて用いられているものもあると考えられる。経験で得た知識を個人の「勘」にとどめておくのではなく、形式知に変換させていくことで、新たな暗黙知が生まれ、さらに新たな形式知に結びついていくことになるだろう。

●――看護師の臨床の『知』

このような『知』に関する検討をした上で、再度現場に目を向けると、いつも見慣れた光景が別の意味をもってみえてくるのだ。それは、自分に割り当てられた仕事について、量的にも質的にも責任をもって担っていると見受けられる臨床経験四～五年目の看護師が、自分の力の限界を感じ悩みながら仕事をしている姿である。彼女たちの抱える葛藤や疑問は、「告知されていない患者への関わり方や、その人への医師の対応への疑問」「おそらくどのような治療をしても効果がなく、過剰だと思われる治療に対する疑問」「自分が看護師としてそこにいることの意味の不明瞭さ」など、いくつかの象徴的なものが挙げられる。そして、このことは他職種との関連を抜きにすることのできない看護の役割、あるいは言葉を換えると「専門性」についての葛藤を含む根源的な問題を包含していると考えられる。

つまり、「現状で日常的に行われているケアには満足していない、もっとやりたい看護、やらなくてはならない看護がある」と考えている看護師たちの葛藤である。そこには、患者の自己決定を促し尊重すること、そのために周囲の人々に影響を与え、状況を変化させることへの強い願望があるのではなかろうか。またその願望は、日常的にケアを提供している場面でのリアリティに根ざしたもの、つまりは患者たちの願望を反映したものであると考えることができるだろう。

今、このような状況のなかで、臨床看護に求められている責務を明らかにしていく手段として重要なのは、患者がどのように病と闘い、病むなかで何を求め、病むことのなかでどのようにして生の意味を問い続け死を迎えようとしているのか、そのようななかで看護師が何を考え、どう意思決定し、行為しているのかを探り、明らかにすることであろう。そして、そのなかで看護師の行為を支えている「個人的知識」を明らかにし、その知識がどのように臨床の場面で用いられ、看護チームまた医療チームのなかで共有されているのかを探ることではないだろうか。

高齢社会となった現在、医療に延命効果のみを求める人は減少し、死に至るまで価値ある生命(生活)を維持したいと考える人々が増加する傾向にある。それらの人々のニーズに応え、一人ひとりの意思決定を支え、尊厳ある人生を全うするための支援をすることこそが看護本来の重要な仕事であり、今後ますます求められる役割なのではないだろうか。

私が行った「臨床判断」の研究によれば、「第三段階(ベナーのいう中堅の看護師)」の臨床判断をする看護師は、圧倒的に何らかの役割(師長や主任)を担っている看護師であることが示唆された。つまり、日本においては長年にわたり師長を中心とした看護チームが形成されてきており、意思決定を師長のみがしてきたことも影響して、状況を変えるようなケアの実践者の多くは師長であったのだと思われる。そして、人材育成についても師長が実践的な場面で看護師に関わること、あるいはケアのモデルを示すことを半ば無意識的(言語化されてはこなかったかもしれない)にしてきたことがうかがえる。

しかしながら、近年、経営への参画やマネージメントの機能としての師長の役割が強調されてきたことで、患者ケアの意思決定を行う、あるいはスタッフへのケアの面での教育的役割という機能が弱体化する傾向になったと私は思っている。つまり、師長の役割が変化したのであれば、同時に役割委譲を含む効果的な権限委譲がなければならない。たとえば、主治看護師制度として一人の看護師が患者に対して責任をもったケアを提供することは重要なことではあるが、このシステムを導入するのであれば、どのようにケアを提供するかについての知識の伝達がなされなければならなかった。それなしにケア提供システムを変更してきたのではないかと思うのだ。

一人前の看護師が、自分のやりたい看護を実践するためには、それを示してくれるモデルが必要であり、このことは従来より示唆されてきた。しかし、行動の模倣は、『知』を獲得するためには不十分であり、そこには理論的な説明が必要である。ここでいう『知』とは、ポラニーや中村のいう「暗黙知」や「臨床の知」を含む知識のことであり、行為することを含んでいる。看護の実践の場においては、師長に限らず、そのような『知』の伝達者の存在が重要であろう。さらに臨床の場で用いられる『知』は、臨床で体験を積めば誰にでも身につくものではなく、知識を獲得する過程には看護という仕事や、病む人へのコミットメントがなければならない。

先に述べたように、変化する環境のなかで看護職がどのような知識を用いてこの状況に対処していくのかは、現存する大きな課題である。私は、個人的な知識が言語を媒介として形式知となり、記述されることで看護学としての『知』に変換されていくことが、今非常に重要であると考えている。

近年、看護界では多様な理論が開発されている。その理論はある意味では普遍性をめざした論理的なものではあるが、看護が行われる場やその場の文化や風土、状況が異なることからそのままの形で適用することはできない。また日本のように集団の合意が求められる文化においてはそこでの規範が理論に優先していることもあるだろう。しかし、誰かが理論を自己の内面に取り入れ、実践につながる知識として変換させ用いることができれば、その看護チームには少なからぬ変化が起こるであろう。言葉を換えていうならば、理論的知識を内面化し、実践に取り入れることができる人のいるチームは理論を生かすことができるチームとなりうるのである。

●引用・参考文献

(1)パトリシア・ベナー(1984):ベナー看護論―達人ナースの卓越性とパワー、医学書院、1992年。

(2)佐藤紀子:看護婦の「臨床判断の構成要素と段階」と院内教育への提言、看護、41巻4号、1989年。

(3)新村出編:広辞苑、岩波書店。

(4)中村雄二郎:中村雄二郎著作集Ⅱ 臨床の知、岩波書店、2000年。

(5)中村雄二郎:臨床の知とは何か、岩波書店、1992年。

(6)マイケル・ポラニー(1958):個人的知識―脱批判哲学をめざして、長尾史郎訳、ハーベスト社、1985年。

(7)マイケル・ポラニー(1966):暗黙知の次元―言語から非言語へ、佐藤敬三訳、15ページ、紀伊國屋書店、1980年。

(8)野中郁次郎:知識創造の経営―日本企業のエピステモロジー、日本経済新聞社、1990年。

(9)野中郁次郎、竹内弘高:知識創造企業、梅本勝博訳、東洋経済新報社、1996年。

(10)前掲書(3)。

(11)前掲書(4)(5)。

(12)フリー百科事典「ウィキペディア」http://ja.wikipedia.org/

(13)前掲書(4)(5)。

(14) 中村雄二郎：共通感覚論　知の組みかえのために、岩波書店、１９７９年。
(15) 前掲書(４)、34ページ。
(16) 前掲書(７)、19ページ。
(17) 前掲書(８)、54～56ページ。
(18) 鷲田清一：「聴くこと」の力―臨床哲学試論、ＴＢＳブリタニカ、１９９９年。
(19) 前掲書(18)、１０８～１０９ページ。
(20) 藤岡完治：関わることへの意志―教育の根源、87、91ページ、国土社、２０００年。
(21) ヒューバート・Ｌ・ドレイフェス(１９８１)：コンピュータには何ができないか　哲学的人工知能批判、黒崎政男訳、産業図書、１９８２年。
(22) 聖路加看護大学公開講座委員会編：看護理論を活用するために、看護研究、18巻1号、19ページ、１９８５年。
(23) パトリシア・ベナー：達人の技を言葉にすることの意味、早野真佐子訳、ナーシングトゥデイ臨時増刊号　総特集「ケアの達人たち」、８～12ページ、２００２年。
(24) パトリシア・ベナー、ジュディス・ルーベル(１９８９)：ベナー／ルーベル現象学的人間論と看護、難波卓志訳、48～52ページ、医学書院、１９９９年。
(25) 佐藤紀子・若狭紅子・土蔵愛子：手術看護の専門性とその獲得過程に関する研究、東京女子医大看護学部紀要、３巻、19～26、２００３年。

あとがき

最近売り出された竹内まりやの「Ｄｅｎｉｍ」というＣＤの最後に、「人生の扉」という歌がある。

二十代には見えなかったことが、五十路を超えた今は見えるようになり、春の桜や秋の紅葉を心のより深いところで感じ取れるようになった。この先、六十代、七十代、八十代、そして九十代、どんな風景を味わうのだろう。長い旅路を愛する人たちのために大切に生きて行こうよ、というメッセージが込められている。

看護師になって三十数年が経ち、私も竹内まりやと同じ五十代になった。「人生の扉」では、四十代を「愛しい(lovely)」、五十代を「素敵な(nice)」と歌っているが(ここの部分の歌詞は英語である。訳は筆者)、私の四十代は、ほぼすべてをかけて看護師の臨床の『知』を探る研究に取り組んだ。五十路を超えて、その研究の延長上にあった日本各地の看護師のナラティブと研究の成果を一冊にまとめる機会を得た。

私は勤務する東京女子医科大学において、看護管理学の一分野である「人材育成／キャリア形成支援」に特化した「看護職生涯発達学」という領域を研究科として立ち上げた。看護師のキャリアを支援する組織的なアプローチを構築するにあたって、まずは一人ひとりの看護師の体験とその内面にある世界を記述することが重要だと考え、そのための人材育成をしたかったからであった。看護師という仕事は地味な個人的な体験の繰り返しであるが、その個人的な臨床という実践のなかで看護師は不特定多数の人を迎え入れ、その人を気遣いながら経験を積んでいる。エキスパートの実践を知ることは、自身の仕事をふり返り、共感し、自分を鼓舞するきっかけにもなるが、時には望むような実践をできない自分を責め、看護師に向かないと自己評価をしてしまう刃《やいば》にもなる。

しかし、「人生の扉」にはこうある。「愉快な(fun)」二十代、「夢中になる(great)」三十代、「愛しい(lovely)」四十代、「素敵な(nice)」五十代、「美しい(fine)」六十代、「十分やれる(al-right)」の七十代、「まだまだ申し分ない(good)」八十代と。時間を積み重ねるなかで、新たな自分との出会いを楽しみながら、看護師という仕事をしていくこともまた自分自身の人生の扉を開き、人生の価値を確認することになるのではないだろうか。

私は今、「七十五歳まで看護師として仕事をしよう」という言葉をモットーに、妊娠・出産・子育て、そして親の介護をしながら、それでも仕事を継続していこうと提案している。ワークシェアリング、週に三日四時間ずつ、週末だけ、毎日二時間だったら……というさまざまな働き方を支援し、電子カルテやハイテク機器の操作や書類の多さに戸惑う再就職した看護師に必要な研修を企画し、自分に合った職場を選択できるように情報を提供していきたい。そして、生き抜いている人たちが最後まで輝けるような保健医療福祉の場を作っていきたいと考えている。

本をまとめるにあたっては、医学書院の河田由紀子さんと何回か話し合いを重ねた。一度に書きあげることはむずかしいと戸惑う私に、河田さんが雑誌『看護教育』に「エキスパートナースの肖像」として連載することを提案してくれた。一章はこの連載に紹介した十人の看護師の実践である。この連載は本書発行後も続いている。

二章と三章は私の博士論文をもとに書き直したもので、二章は卓越した実践をめざし模索している看護師たちの内的な世界について、私なりに詳細に考察を試みたものである。これはまだ未完成で深く考えを進めたい部分であり、その探究を通して看護師たちが生涯にわたって仕事を継続できるような支援体制を作り上げていきたい。そして三章は、科学的な知識では説明しきれない看護師が臨床で用いている『知』を理解するための文献を私なりに検討したものである。
最後に、事例を提供し、忙しいなかで時間をさいて話をしてくれた看護師さんたちにお礼を言いたい。ありがとうございました。

二〇〇七年盛夏

この本を手に取っていただけたことに感謝しながら……

佐藤　紀子

さくいん

あ

か

さ